智慧先锋·健康人生丛书

远离抑郁这条"黑狗"

主 编：金圣荣

编 者：（以姓氏笔画为序）

王 伟　　王会琢　　王 彦　　尹亚东
孔德鹏　　田丽萍　　刘文婷　　刘 霞
李 姣　　李 营　　杨玉兰　　佟雪
陈 龙　　陈伟伟　　郭煜荣　　滕 芳

U0255142

中国协和医科大学出版社

图书在版编目（CIP）数据

远离抑郁这条"黑狗"／金圣荣主编. —北京：中国协和医科大学出版社，2016.1

（智慧先锋·健康人生丛书）

ISBN 978-7-5679-0452-1

Ⅰ．①远…　Ⅱ．①金…　Ⅲ．①抑郁症-防治-通俗读物　Ⅳ．①R749.4-49

中国版本图书馆 CIP 数据核字（2015）第 264186 号

智慧先锋·健康人生丛书

远离抑郁这条"黑狗"

主　　编：金圣荣
责任编辑：许进力　武先锋

出版发行：**中国协和医科大学出版社**
（北京市东城区东单三条 9 号　邮编 100730　电话 010 - 65260431）
网　　址：www.pumcp.com
经　　销：新华书店总店北京发行所
印　　刷：三河市华晨印务有限公司

开　　本：710×1000　　1/16
印　　张：13.5
字　　数：160 千字
版　　次：2016 年 7 月第 1 版
印　　次：2020 年 8 月第 8 次印刷
定　　价：30.00 元

ISBN 978-7-5679-0452-1

前　言

抑郁症是世界上最为常见的精神疾病之一，是一种以抑郁情绪为主要症状的情感性障碍或者心境障碍。在 21 世纪初期，抑郁症已经成为危害人类身心健康的主要精神疾病。英国首相丘吉尔就曾饱受抑郁症的折磨，他将抑郁症称之为"吞噬人类健康的黑狗"，并以亲身经历告诉世人："当抑郁这只'黑狗'开始吞噬你的健康的时候，千万不要无视它"。百度资料显示，在一些权威的治疗机构就诊的患者当中，每 10 位就有一位是抑郁症患者，但只有 1/3 的患者能够接受专业、正规的治疗——在我国仍有很多人对抑郁症的症状、发病原因以及具体的治疗方法不是非常了解，这就导致了抑郁症患者不能做到早发现早治疗，同时有些人甚至误认为抑郁症就是精神病，这也是抑郁症患者不愿意到医院就医的主要原因。

而要想有效地预防和治疗抑郁症，我们就必须先了解什么是抑郁症。通俗地讲，抑郁症其实就类似心灵"感冒"，其主要表现为烦躁、对周围事物失去兴趣、情绪低落，有时还会产生厌世心理，甚至有可能产生自杀的念头。由于人体内的"快乐因子"不能充分地释放就会导致抑郁症的发生，所以良好的心态可以很好地预防抑郁症。

总的来说，抑郁症是消极情绪得不到正确地宣泄造成的，如果患者把握不了自己的心境就会被抑郁情绪所困扰，所以当人们发现自己出现抑郁情绪的时候，应当通过正确的途径将内心的消极情绪宣泄出来。而患者的悲观情绪也会加重抑郁症，一旦出现消极、悲观情绪，人们就需要给心灵洗个澡，让快乐的情绪占据最高点。

抑郁症不管是给患者还是患者的亲人、朋友所造成的心理及身体伤害都是无法估量的，甚至还会给家庭及社会带来巨大的损失，尤其是经济损失。

抑郁症对国民经济会造成严重的影响。据 1990 年的一项数据统计，美国仅在 1992 年用于治疗抑郁症的费用就高达 437 亿美元。近几年我国在抑郁症治疗方面也投入了大量的人力和物力，在一些抑郁症高发地区，经济竞争能力的持续降低也给国家和地区带来了严重的经济损失。同时患者的家人为了更好地照顾患者会付出大量的精力和财力，这样就会在很大程度上降低他们的生活质量。

除了上述危害，有些抑郁症患者还会产生自杀的念头。"间接自杀"在抑郁症患者当中也会时常发生。所谓的间接自杀指的是患者有自杀念头，但是又下不了决心，于是通过杀人或者其他犯罪形式来达到结束自己生命的目的。有时他们会舍不得家人，觉得他们会在自己死后受到别人的嘲笑，所以他们会产生带家人一起离开这"充满痛苦的世界"的念头。心理学将这种行为称为"慈悲杀人""家族自杀""扩大自杀"。通常情况下，自杀一般都是紧随着杀人事件发生的，而被害者往往是患者最亲近或者最喜爱的人。这类事件的发生不仅会给家庭造成深深的伤害，还会给社会造成严重的后果。这种现象在产后抑郁症患者当中比较容易出现。

2012 年，世界卫生组织预测，抑郁症将成为 21 世纪威胁人类生命的主要杀手。于是世界各地的心理专家都致力于抑郁症的研究。但是，进展却十分缓慢，特别是对于抑郁症病理发病机制的研究。目前，只有少量的资料表明，人脑内神经传导物质的失调、患者自身疾病、社会环境压力等各种综合因素和抑郁症的发病有间接的关系，导致抑郁症产生的主要因素至今还未查明。不过值得庆幸的是，经过各国医生和心理学家的不懈努力，抑郁症可以通过及时的治疗得到有效地控制。

药物治疗是中、重度抑郁症治疗的首选，也是最直接和最有效的治疗手段。但是，现在有很多患者在心理上对用药物控制抑郁症有明显的抵触心理。因为他们认为传统的药物治疗对于心理疾病没有任何的帮助。然而科学证实他们的担忧是多余的，临床试验表明，某些药物对心理疾病有很好的治疗效果，患者在服用一些抗抑郁药后，抑郁症状会有明显的改善。

目前，市面上用于治疗抑郁症的药物有：氯丙咪嗪、舍曲林、马普替林、帕罗西汀等。虽然这些抗抑郁药物会引起不良反应（如胃肠道不适、口干、食欲缺乏等），且起效慢，而且患者在服药早期可能会因为不良反应而加重抑郁症状，但是只要坚持用药，大多数患者的不良反应会随着时间的推移而慢慢消失，抑郁症状能得到有效地控制。

相比于药物治疗的不完善，抑郁症的心理治疗已经形成一个比较完善的体系。针对不同的患者医生可以采取不同的治疗方法。心理治疗方法主要包括人际关系治疗、心理动力治疗、认知-行为治疗等。现在，有很多抑郁症患者家属会有这样的疑问："到底是药物治疗抑郁症效果好还是心理治疗抑郁症效果好？"其实，哪种治疗方法对抑郁症患者产生的效果更显著，主要取决于患者的具体情况：对有些患者来说，心理治疗可能会更有效；而对于有些患者来说，药物治疗的效果会更加明显。而现在最常见的治疗方法是将二者结合，特别是对于那些反复发作的抑郁症患者来说，心理治疗可以教会患者在抑郁发作时如何更好地控制自己的情绪，如何更好地解决抑郁症导致的生活问题和工作问题；药物治疗则可以快速缓解患者的抑郁症状。所以说采用心理治疗和药物治疗相结合的方式治疗抑郁症，既可以在短时间内消除抑郁症状，又可以教会患者如何应对抑郁情绪及不良认知，最终达到治愈抑郁症的目的。

本书将具体为大家介绍通过干预教育、心理治疗以及药物治疗三者共同构建起的抑郁症整体干预体系，同时本书将引导大家树立以下观点：抑郁症是非常普遍的心理疾病，是每个人都可能得的；抑郁症通过治疗是可以治愈的；抑郁症和精神病是毫不相干的两件事；抑郁症和失眠、感冒、发热一样，是对不健康生活的一种预警。

目前，在抑郁症治疗和研究方面，我国和西方一些发达国家相比仍存在很多的不足。2011 年世界卫生组织估测：我国约有 95% 的抑郁症患者没有得到正规专业的治疗。在我国有很多人对于抑郁症存在着误解，这就导致抑郁症患者在就业以及生活当中都处于被动地位；对于抑郁症病情的危害性和严重程度缺乏全面的认知，导致很多抑郁症患者得不到及时、正规、专业的治疗，从而错失了最佳的治疗时机。因此，抑郁症专业知识的普及是一项利国利民的好事。

金圣荣

2016 年 4 月 12 日

目 录

第 一 章

你 抑 郁 了 吗?
——为什么说抑郁症源于不能传递"快乐"

　　抑郁症是一种常见心理疾病，没有任何人可以断言自己对抑郁症有完全的免疫力。抑郁症会发生在全球各个国家、社会的各阶层和各种文化环境中的所有人身上，而且每个人发生的概率相等。

　　抑郁症就是情绪的"堵塞"，人体内的"快乐因子"得不到正常释放，人的心情就会处于"阴天"状态，久而久之人们就可能患上抑郁症。

　　随着生活节奏的加快、社会竞争的日益激烈、社会变化的加剧、人们心理压力的增大，患抑郁症的人越来越多。在以前，神经衰弱是一个常用的名词，它指的是精神容易出现过度兴奋或过度低落，脑子容易疲惫，并伴有情绪上的异常波动和生理、心理上的异常，如睡眠障碍、自主神经（过去叫植物神经）功能紊乱等。在现代医学上这些症状不能归类于某种特定的脑器质性疾病、躯体疾病或者精神疾病。

　　目前，在世界医学界"神经衰弱"这一概念已经逐渐模糊，其中90%被归为抑郁症。美国著名心理学家伍德·沃斯在中国湖南省进行的一项研究表明，在被诊断为神经衰弱的患者当中，有93%的患者符合临床抑郁症的诊断标准。抑郁症是"一种如阴霾般的低落情绪笼罩着人心理的疾病"，并不是"短暂性可以自动消失的情绪低落"。正如有人说的那样：抑郁症患者是"世界上最消极、悲观的人"。

一、情绪的"堵塞"造就了抑郁的发生

抑郁症（又称忧郁症）是一种以情绪低落为主要特征的心理疾病，是心理障碍中最常见、发病率最高的一种疾病。抑郁症患者的厌世和忧郁等心理表现得尤为突出，经常唉声叹气，心情抑郁，对周围的人和事失去兴趣，在性格上出现无端自责、无限夸大自己的缺点、无视自身优点的情况，有时也会出现食欲缺乏、失眠、莫名其妙地出现心悸、胸痛、胸闷、肠道不适等情况。而患有抑郁症的患者如果不及时治疗，会产生严重的厌世情绪，甚至会产生自杀的念头。

美国《科学世界》的一项调查研究显示：66.66%的抑郁症患者曾有过自杀的念头，其中有10%～15%的患者用自杀的方式结束了自己的生命。美国心理学家斯金纳在伦敦开幕的抑郁症国际研讨会上指出，到2020年抑郁症很有可能会成为除癌症以外给各国经济造成严重负担的主要疾病之一，同时斯金纳还呼吁各国重视对抑郁症的预防和治疗。我国心理专家彭凯平在大会上特别强调说，抑郁症并非单纯的心情不好，而是会威胁患者生命的一种疾病，是患者情绪上的"堵塞"，病情严重时其死亡率会高达30%，将来会成为现代文明社会威胁人生命健康的隐形杀手。

斯金纳曾经做过这样的实验，将两只同一窝出生、健壮的羊羔，安排在相同环境下生活，两只小羊羔都有水喝，有草吃，甚至还有大面积的活动场地。唯一不同的是，他在一只羊羔的旁边拴了一头成年的狼，而另外一只羊的身边没有放狼。生活在狼身边的羊羔，每天都要受到狼的威胁，即使狼没有能力伤害它的生命，但是由于心理原因，它每天都生活在恐惧之中：每天吃草时都战战兢兢，每吃一口草都会抬头看一下狼，担心狼会挣脱锁链过来把它吃掉，而到最后发展成小羊羔不思饮食，甚至不敢睡觉，每天都瞪大双眼死死地盯着狼。

就这样，小羊羔一天天变得瘦弱，没过多久就抑郁而死。而另外一只没有狼在身边的小羊羔，因为没有狼的威胁，没有恐惧心理，生活得无忧无虑。

其实，在现实生活中，我们就好比生活在狼身边的小羊羔，而抑郁就是那头随时可能威胁我们生命安全的"狼"。因为抑郁症具有潜伏性，所以大部分抑郁症患者在患病后的很长时间里都没有任何察觉，甚至会以为是身体的其他器官或者部位出现了问题。我国著名的心理专家韩玉金就曾接到过这样的案例，有一个年轻人总是觉得自己的胃有毛病，但是全国各大有名的医院他都去做了检查，却没有检查出任何毛病，可他就是觉得自己的胃难受。家人觉得他是心理问题，所以带他找到了韩玉金医生。经过一番了解，韩医生大概掌握了患者的病情。原来这位年轻人是一家国企的工作人员，薪资待遇都很好，但是他就是不甘心抱着铁饭碗过一辈子，认为人就应该趁着年轻出去闯一闯。可是他的想法受到了家人的强烈反对，他的爸爸甚至说除非他有病，否则他就别想辞职。这样的患者，在一些综合性的大医院并不少见（有时会占到20%~30%），在这些患者当中，大部分是因为心理原因而患上了抑郁症或者焦虑症引发的躯体不适。

世界卫生组织于1993年对不同国家的知名医院进行走访调查后发现，医生对于抑郁症的识别率仅为55.6%。我国的情况，更不容乐观，即使是医疗水平比较发达、市民文化素质较高的北京、上海等地，对于抑郁症的识别率才仅为20%，而且只有一半的抑郁症患者能够接受正规的治疗。

现在的很多心理学家提出心理社会因素是许多心理疾病或者精神疾病，尤其是抑郁症的主要病因。各国的科学家经过多年的调查研究后发现心理社会因素对"内因性精神病"，如双相情感障碍、抑郁症、精神分裂症的发生有重要影响，对这些病的复发也有关键的影响。

一些研究表明家庭压力，如对患者进行过度的指责、敌意、缺乏热情、包办替代以及对患者很少进行肯定和鼓励等，这些都与抑郁症的产生和复发有一定的联系。有证据表明，导致心理疾病的发生和复发的两个主要因素是心理因素和患者在药物治疗期间骤然减药和停药。

患者的心理因素还可以引起应激相关障碍，其中包括创伤后应激障碍、急性应激障碍等。所谓的应激就是指人的身体对所受到的各种刺激适应的过程。而应激状态是指人在应激反应的过程中，人体应对危险所持有的态度。人的应激反应虽然可以提高觉醒，使注意力集中，调整思维活动，使机体能够正常应对突发事件，但是也可导致焦虑、激动、紧张和抑郁，以及认知功能的下降，甚至会导致患者不能正确处理问题和发挥个人作用。其实，患者之所以会患上抑郁症，就是因为应激反应过慢。

除了那些强烈的心理因素外，抑郁症的发生还会与一些持久性的心理社会因素有关，如人际关系紧张，恋爱、婚姻、工作、生活、学习不顺利等，这些都会导致应激反应延迟，甚至会导致某种类型的人患上焦虑性障碍。

不同的心理疾病或者精神疾病的心理社会因素和生物学因素各有不同，某些疾病可能是由单一因素引起的，也有些疾病可能是由多种因素引起的。心理社会因素只是导致各种疾病众多因素当中的一种，属于诱发因素。如在抑郁症、神经症、心因性精神障碍等疾病中，心理因素往往会起主导作用。而双相情感障碍、精神分裂症，主要是由生物学因素所引起的，如患者的性格、性别、年龄，而心理因素只是起到一个诱发的作用。

现实生活中的其他疾病也有可能会导致抑郁症的产生，如中毒性、感染性、躯体性、颅脑损伤性以及其他器质性疾病，但是这些因素往往不会对每个人都产生影响，只会对一小部分人产生影响。之所以会出现这样的差异，与每个人的生物学因素，如性格特征、家族遗传、体质等因素有关。心理因素是否能成为一种疾病的诱发因素，还应该结合以下情况进行判断：心理社会因素的强度；患者的性格特征，如焦虑性格、循环性格、强迫性格、自恋型人格、抑郁性人格等；患者神经功能的状态；所生活的环境；对精神药物的应用。

"面朝大海，春暖花开"这是我国知名诗人海子在自杀前不久写下的诗句，这或许是对现实世界的一种期待，亦或是对另一个世界的描述。如果人们在不了解事实真相的情况下，或许会认为这是一句充满正能量的诗句。而人们在了解真相以后，或许就会发出这样的疑问：为什么诗人在写下这么美的诗句以后，会选择用卧轨的方式结束自己的生命呢？

在现实社会中，有太多的未解之谜，等待人们去探索。而人们要想摆脱抑郁症的困扰，就必须要打通被"堵塞"的情绪道路。

二、为什么说抑郁症是心情长期"阴天"的结果？

抑郁症患者会出现严重的情绪症状。情绪症状也就是我们在日常生活中经常所说的"心情不好"，而情绪症状也是抑郁症最常见、最显著的症状。抑郁症情绪症状主要表现为兴趣的缺失和严重的抑郁心境。

（一）兴趣的缺失（无兴趣、无快感）

抑郁症的主要情绪症状就是对所有的事物都缺乏兴趣。通常情况下，抑郁症患者不会感受到生活中的乐趣，对生活中所有的事情都缺乏兴趣，包括平时的爱好、日常活动、人际交往，比如一个疯狂的球迷会对看球或者打球失去兴趣；一个热衷于购物的人会对逛街失去兴趣；一个性格活泼的人会变得郁郁寡欢、沉默寡言。换而言之，抑郁症患者会对以前喜欢参加的活动、感兴趣的事情都丧失兴趣，这样自然就不会从中体会到乐趣和满足感。

据科学研究，一个人对所有事物丧失兴趣往往是从某一些活动开始的，比如一个中学生会对枯燥的学习感到厌烦；一个上班的白领可能会对每天重复的工作感到厌烦等，而随着抑郁情绪的不断发展，抑郁症患者会逐渐地对所有的事物都失去兴趣。

苏尚文是一家财会公司的高级会计师，有着令人羡慕的家庭和工作，但是幸福的家庭和高薪水的工作并没有让他感到满足，每天重复的工作让他感到厌烦。时间一长，他对周围的一切事物都提不起兴趣，他的生活因此发生了翻天覆地的变化：原本在他看来乖巧懂事的儿子变成了一个成天只知道哭的普通小孩；妻子也不像以前那样善解人意了；公司下属处处与他作对，工作态度散漫，对于自己所下达的任务不能很好地完成。就连他以前热衷的足球比赛，现在在他看来也变得异常喧闹。不仅如此，他已经三个月没有参加同事或朋友聚会了。这一切变化，让他非常烦躁，但他却不知道怎样去改变。

苏尚文的情况让我不禁想起郭德纲在演出时曾经说过的一番话："通常我们所说的幸福其实不是幸福，而是比较幸福。正因为有了那些不幸的人，才衬托出我们的幸福。相反，有的人会拿自己的不幸和别人的幸福相比较，而忘记了自己原有的幸福。这就说明人的心态有问题。"而当你对周围的所有人和事都提不起兴趣的时候，你不妨换一种心态去面对他们，这样你或许会重拾对他们的兴趣。

（二）抑郁心境

在抑郁症患者的眼里生活充满了无助和绝望，而且他们的情绪基调也是低沉、灰暗的。美国心理医生基恩曾经尝试着让抑郁症患者用一个词语描述自己的心情，他得到的答案是：不幸、羞愧、惭愧、悲哀、无价值、无助、彷徨、孤单、垂头丧气、闷闷不乐等。

虽然抑郁症的情绪基调是抑郁，但是有时他们的情绪或者心情会随着时间或地点的改变而发生变化，即使在同一天里的不同地点也会有所变化。通常来说，抑郁症状一般在早上最明显，患者在起床时会感到全身无力，就像没有休息过一样。但这种现象会慢慢减轻，而患者的心情也会慢慢好转。晚上是抑郁症患者一天当中心情最好的时候，所以一些有经验的医生会把治疗安排在晚上进行。

抑郁症患者在发病期间所体验的悲伤、悲观情绪具有"抑郁的特殊性质",即"无用""无助"和"绝望",而这些情绪与那些在遇到巨大变故时所产生的悲哀情绪有很大的不同。

1. 无用(无用感、无价值) 抑郁症患者通常会认为自己对于家人、朋友、生活、工作都毫无价值可言,认为自己的生活充满失败,什么事情都干不好,只会给别人添麻烦。而且他们会过分地贬低自己,盲目地夸大自己的缺点,对自己原本存在的优点视而不见。

2. 无助(无助感) 抑郁症患者对于改变自己的心境缺乏信心和决心,如果不能及时纠正,患者很容易对生活产生绝望情绪,走上自杀的不归路。患者的无助感往往源自于他们认为抑郁症不能彻底根除,而治疗时间过长也会使他们对于治疗失去信心。

3. 绝望(无望感) 对治疗和自己的前途感到失望,甚至绝望,认为自己没有未来,而对生活、治疗感到绝望是导致抑郁症患者自杀的主要原因。

美国《科学世界》曾经报道,抑郁症患者的绝望情绪是引起他们自杀的主要因素之一。美国心理专家斯金纳经研究发现,门诊抑郁症患者与住院抑郁症患者的绝望感因子以及汉密尔顿抑郁量表总分存在明显的差异,且住院患者的这些数值要远远高于门诊患者。这个研究说明了一个道理:目前,心理医生们已经达成了共识——将绝望感因子作为判断一个抑郁症患者是否需要住院的重要指标之一。

抑郁症患者在现实生活中,就好像是透过一层黑色玻璃看世界和周围的人和事。不管是考虑自己的未来,还是对待整个世界,周围的所有事物在他们的眼中都处于同样的暗淡而阴郁的光线之下。当抑郁症患者在工作当中开小差或者出现一点小失误时,他们就会盲目地认为"我已经没有能力再胜任这份工作了"。

抑郁症患者相比于普通人来讲,还有一个明显的特征,那就是当他们回忆过去时,往往想到的是过去一连串的痛苦、失败和亏损,而曾经所取得的成就或获得的荣誉,以及友情和爱情,现在在他们眼中都变得毫无价值。可以说，这时回忆已经被他们染上了抑郁的色彩。而抑郁症患者一旦戴上抑郁这副黑色的滤光镜，就再也不可能在其他的颜色的光线下看周围的事物了。

常伴抑郁左右的是抑郁症患者的消极思想，而抑郁症患者低落情绪又会导致他们对消极思想和记忆的回忆，反过来，他们的消极思想和回忆又会导致他们情绪的低落。这样周而复始，抑郁症患者就会在一个持久且逐渐严重的抑郁恶性循环中备受煎熬。

抑郁症患者要树立"抑郁症是可以治好的"的观点，这对于抑郁症的治疗非常重要——抑郁症患者由于戴上了抑郁这副黑色眼镜，往往会对治疗产生绝望，认为自己就是一个无药可救的人，从而对生活失去希望，甚至会产生自杀的念头。其实，这些都是患者在不理智状态下的不理智想法，等他们完全治愈以后，回想这些想法时就会觉得非常可笑和幼稚。所以当一个人患上抑郁症时，就应该这样告诉自己："我患了情绪感冒，我现在正处在情绪发热状态，有时还会打喷嚏。虽然我现在感到非常痛苦，但是只要积极配合医生治疗，就会很快恢复健康。"

（三）人脑中的化学物质变化的影响

人脑中有很多神经递质，其中有六种基本的神经递质：去甲肾上腺素、γ-氨基丁酸、谷氨酸、5-羟色胺、乙酰胆碱、多巴胺。而抑郁症的产生和脑内神经递质紊乱以及神经内分泌功能失调密切相关。国内外很多科学家为了弄清抑郁症的化学基础，做了大量的科学实验，并总结出大量的文字资料。实验结果显示，抑郁症患者脑内的去甲肾上腺素和5-羟色胺的含量过低，而这两种化学元素的主要作用就是在大脑内部传导神经冲动。市面上的一些抗抑郁药物的主要功效就是增加这两种物质在大脑内的含量，使脑内神经冲动变得顺畅。其作用效果类似于用胰岛素治疗糖尿病，抗抑郁药对于治疗严重的抑郁症也有很好的效果。

三、色彩促进"快乐因子"快速释放，抑制抑郁"恶魔"缠绕上身

抑郁就像一条在夜晚剥夺你睡眠的恶犬，会让你在独处时不停地产生奇怪的念头。它是住在你心里的恶魔，时刻准备吞噬你的灵魂，然后控制你；它不仅会给你带来疲惫不堪的焦虑感，日益膨胀的绝望感，还会让你陷入心理枯竭的深渊。

抑郁症作为一种"心灵感冒"，所产生的社会危害远远超过人们的想象。一个人一旦患上抑郁症，就意味着他将为此付出沉重的经济代价、社会代价和感情代价。

众所周知，抑郁症是一种心理疾病，它给人们带来的痛苦是世界上的任何语言都不能准确描绘的。抑郁症患者反应过慢、思维迟缓、情绪低落、对所有事物都会丧失兴趣，甚至不愿与同事、朋友交往，严重时会产生严重的自责感，认为是自己拖累了家人和朋友。

色彩性格学专家乐嘉曾经说过，人之所以会得抑郁症，是因为人身体内的"快乐因子"不能完全释放，而色彩通过人脑的各个感官传达到人的大脑，促进末梢神经递质的产生，从而影响人的心理。其中，色彩专家称"橙色是色彩中最类似爱情、最接近美好以及最快乐的颜色"，原因就在于橙色不会像蓝色那样凄冷而忧郁，也不会像红色那样热情而炫目。总之，橙色不管是对人的心理还是生理都极为有益。

人们在提到橙色时，往往会想到阳光的颜色或者是鲜嫩多汁的西西里柠檬，亦或是秋日里令人舒适的晚霞；人们可以从橙色当中感受到温暖，甚至会闻到其特有的芬芳；身处在一个充满橙色的世界，人们的内心会不由自主地涌现源源不断的幸福和温暖；橙色可以让人们远离悲伤、寂寞、孤单等一切消极情绪，让人的身体内时刻充满快乐的因子，永远不受抑郁的困扰。

　　有心理学家曾经做过这样的实验，让一群人呆在四面墙都是橙色温度只有11℃的房间里，但是令人吃惊的是，已经过去了两个小时间却没有一个人感到寒冷，并且所有参加实验的志愿者都异常友好。尽管他们是第一次见面，但是他们相处得非常融洽，且场面十分温馨感人。但同时，实验的组织者又让另外一批志愿者呆在四面墙都是青灰色温度15℃的房间里。虽然温度相比于前一个房间有所上升，但是仅过了20分钟，房间里的人就陆陆续续出现了发抖的现象，并且他们之间没有太多的交流，即使寒冷难耐也不愿意靠在一起相互取暖。心理学家对此给出的解释是："人心理上的温暖和舒适会对人的肉体产生重要影响，让人体自动产生热量，觉得温暖。"

　　心理学家还指出若人长时间居住在冷色调的房间里，如灰色、白色、绿色等房间，心理会受到这些颜色的暗示，从而变得郁郁寡欢，大脑皮层当中的兴奋点就会完全受控于抑郁情绪。不仅如此，人的身体也会受到一定的影响，从而出现胸闷、心慌、食欲缺乏等现象，对所有的事情缺乏兴趣，新陈代谢减缓，身体素质下降，而抑郁症也会随之而来。

　　陈慧琳的《闪亮每一天》中有这样一句歌词："绿色是辽阔，春天里的一种假设；橙色是结果，接近阳光的照射。"通常人们会认为橙色就是阳光的颜色，是智慧、能量的代表，所以橙色也被人们当做神圣的颜色。在大自然中，万物的生长都离不开太阳，它不仅可以给人带来光明、带来温暖，还是人类最原始的快乐源泉。对于抑郁症患者来说，象征太阳的橙色无疑是最让他们感到快乐的颜色，也是能让他们尽快摆脱抑郁困扰的颜色。

　　目前，色彩疗法在欧美一些国家非常流行，尤其是在英国。到2013年底，英国经过特殊专业训练的色彩治疗师就有600名。有些心理学专家甚至指出：在未来社会，人们治疗疾病的主要方法不再是传统的药物治疗或者是器械治疗，而是将声音、光线、颜色相结合的治疗方法。在现在社会，色彩疗法正逐渐渗入到医学治疗的各个方面，尤其是医疗保健领域，并取得了显著的治疗效果。无独有偶，在古印度有一种健康理论和色彩疗法异曲同工，古印度人认为每种颜色都代表一种独特的能量，而这种能量可以通过人的感官进入身体，从而影响人的心理和身体健康，而阳光的颜色——橙色可以让人变得快乐、热情，所以多接触和橙色相关的事物可以让那些原本不快乐的人变得快乐。

在现实生活中，只要我们用心观察就不难发现这样的现象：那些喜欢橙色的人一般都性格开朗、乐观、积极向上，总是精力充沛。如果他们有当众演讲的机会，他们一定会用所有的热情和能力将整个场面的气氛调动起来，而且会照顾到在场的每一个人。他们也十分热爱大自然，并渴望亲近大自然。在他们看来做一些亲近大自然的运动会让他们精力充沛。所以，一般喜欢橙色的人通常不会受到抑郁情绪的困扰。

联想公司在一次招聘会上给所有的应聘者出了这样的选择题：假设现在正下着大雨，又很难打到出租车，而这时有一个卖伞的小贩走到你的面前，在他的筐中有所有颜色的雨伞，你会选择哪种颜色的雨伞并说出理由。有很多面试者不理解这道题的意图，所以他们只在纸上随便写了一个颜色，缘由也是敷衍了事。这些敷衍了事的人当然最终没有被联想公司录取。后来，清华大学心理学专业硕士刘安在毕业论文中引用了这个事例，并对出题者的意图进行了分析：因为雨伞的主要功能就是遮风避雨，它在心理学上被当做是父亲和丈夫的象征，而应聘者所选择的颜色其实就代表了他的性格。面试者正是想通过这样的方法了解应聘者的性格特征，然后依据他们的性格特征给他们安排合适的岗位。

刘安还在论文当中提到，对于这次的测试，应聘者选择橙色被录取的概率会比选择其他颜色高些（事实的确如此）。他分析道：因为橙色所代表的是活泼、乐观、阳光的性格。它是一种能让人感到温暖的颜色，既不像黑色那样让人觉得沉重、肃穆，也不会像红色那样给人一种炫目、刺眼的感觉。而喜欢橙色的人在与人相处的时候不会显得过于尖锐；在工作中不会好大喜功、爱出风头，更重要的是他们不会因为遇到一点困难就变得沉默寡言、郁郁寡欢，失去进取心，让自己处于被动的地位。和这样的人在一起生活或者工作，能时刻感受到他们身上阳光般的温暖，并能收获愉快的心情。

所以当你感到自己正被抑郁情绪困扰时，不妨让自己生活在一个充满橙色的世界里。比如给自己画一个橙色系列的彩妆或者换上一身明快的橙色衣服。如果你的运气足够好，正值金秋十月，不妨给自己一个亲近大自然的机会，感受农民丰收的喜悦，让充满橙色的秋天调动你身体内的快乐因子，把心中的阴霾统统赶跑，使自己尽快摆脱抑郁的泥潭。如果你的运气不是那么好，所处的季节不是秋天也没有关系，你可以动手将自己的办公桌或者卧室打造成橙色的世界，用橙色的饰品点缀生活，使自己从此喜欢上这代表快乐、健康的橙色，让自己远离抑郁的困扰。

 四、警惕心理抑郁信号，做抑郁绝缘体

随着人们生活节奏的加快和压力的日益加大，越来越多的人患上了抑郁症。2012 年 10 月世界卫生组织的调查研究结果显示：全球抑郁症患者的人数已经高达 1.22 亿，占总人口的 1.429%，并且这个数字每天都在增加。

"冰冻三尺，非一日之寒"抑郁症的形成也不是一朝一夕的事情，它是人们心中不良情绪的长期积累。如果每个人在日常生活中对自己的身心健康有足够的关注，并养成正确的处事心态，及时调整不良情绪，正确排解压力，对从源头上遏制抑郁症的产生和发展有很好的作用。通常，人们可以从以下几个方面警惕心理抑郁信号，做抑郁绝缘体。

（一）对工作不满意

很多抑郁症患者之所以会患抑郁症，和他们的事业是否成功有很大的关系，如果患者的工作顺利、心情舒畅，那他的抑郁症状就会得到很好的改善。人们想要自己的事业更成功，可以从以下几个方面入手。

1. 提高社会、工作技能　现代社会就业压力大，很多人，特别是那些刚出校门没有工作经验的大学生在选择岗位的时候往往处于被动，不能自主地选择工作。所以，具备充分的社会、工作技能是很有必要的。而如果从事与自己性格、爱好、兴趣、所学专业相冲突的工作，往往需要很长时间的适应过程，这会使人在心理上产生抵触情绪。当遇到问题不能独自或者及时解决时，就会产生焦虑和紧张情绪，同时身体也会出现一些不良反应，容易引发抑郁。提高社会、工作技能，不仅可以降低由工作引起的紧张和焦虑情绪，有利于身心健康，而且能使人们更容易找到满意、适合自己的工作。

2. 做自己感兴趣的事情　认真思考自己的兴趣所在，并根据自己的兴趣安排自己的工作和生活，这样就会使自己遇到的阻力降到最小，从而提高自己完成工作的自信心。所以，正确了解自己的兴趣爱好，并积极拓展兴趣面，提高自己的综合素质，才能够更好地适应且应对工作、生活中的变化，跟上社会发展的节奏和规律。如果一个人的兴趣面过窄或综合素质不过关，他在就业时可选择的领域就会受到限制，而且他在工作时也会缺乏自信，这样他患抑郁症的风险就会增加。

3. 调整工作和生活目标　在现实生活中，每个人都会遇到失败和挫折。失败和挫折本身并不可怕，可怕的是人们不能从挫折和失败当中汲取教训，并适当地调整工作和生活目标。

不切实际、好高骛远的工作和生活目标，不正确的工作态度，往往是导致人们失败的主要原因。所以，不管是在工作中还是在生活中都要量力而行，不要人为地加重负荷，也不要过于患得患失——"命里有时终须有，命里无时莫强求"，要记住健康的身体才是革命的本钱。

4. 要有规律地生活　在自然界，植物的生长都有一定的规律，而人们的工作和生活也是一样。将工作和生活规律化，对于人们更好地解决工作和生活中的问题有很大的帮助。生活起居有规律、劳逸结合、饮食营养均衡，并进行适当的体育锻炼和健康的文娱活动，可以帮助人们将身体机能维持在最佳状态。

（二）人际关系紧张

抑郁症患者往往苦于没有很好的人际关系，而良好的人际交往是人心理状态和精神状态的调节剂。多参加一些社交活动，可以使人远离独孤，从而与抑郁划清界限。"朋友是最好的药"，在和朋友相处时，不仅可以向他们倾诉内心的烦恼，而且可以和他们分享生活中的趣事。正所谓"如果要想快乐成倍，那你就得学会分享；如果想要悲伤减半，那么你更应该学会分享"。合理健康的人际交往活动可以使人延年益寿、心情愉快，从而缓解抑郁症状。

（三）无法调节心态

抑郁症患者往往在现实生活中戴着有色眼镜看待周围的事物和人，对周围的事物和人不能做出正确的评价。那么，怎样才能有效地避免这样的事情发生呢？下面就为大家介绍几种具体可行的方法。

1. 培养对事不对人的客观心理，尽量避免没有意义的争论　在现实生活中，有些人给人的感觉就是非常固执，对自己认定的事情不会轻易改变。在我们小的时候，老师会经常地教导我们"贵在坚持"，做一件事只要坚持到底，就能取得成功。但是当我们进入大学或者步入工作岗位后，就会发现事实并非如此，在明知自己做错或者方向不对的情况下，停下脚步也是一种成长。对于那些确实要坚持自己主见的事情，人们不必用纠缠的态度。你要明白，一味地纠缠只会激发对方的负面情绪，而有时适当地让步，可能会使事情得到圆满地解决。正所谓"忍一时风平浪静，退一步海阔天空"。

2. 学会从另一角度看待问题 有不少人在遇到问题时会自怨自艾，见到人就会像祥林嫂那样絮絮叨叨、没完没了，而时间一长，人们对他仅存的怜悯、同情之心就会消失殆尽，从而处处躲着他们。所以，当我们遇到自己不能解决的问题时，与其在那里郁郁寡欢、自怨自艾，不如换个角度看待问题，从不同的角度入手，解决问题。通常，这样不仅能有效地解决问题，还能获得别人的尊敬和赞扬。

3. 学会与他人保持一定的心理距离 美国著名心理专家卡尔·哈维发现，那些在各自领域取得非凡成就的人都有共同的特点，那就是他们不仅可以从不同的角度看待问题，还能够与别人保持适当的心理距离。卡尔·哈维通过对这些成功人士的心态进行研究，发现他们的身心都处在一种较为健康的状态，同时能够采用不同的方法对自己的心态进行调整。

在抑郁症的临床经验当中，心理学家发现，想要有效地避免抑郁心理，人就应该保持良好的心态的。这种心态除了表现在自我认知方面的心态超越，如学会正视自己、理解并包容自己的不足，然后想办法超越自己，还表现在拥有与周围有不良情绪的人友好相处的能力。比如，不管是在工作还是在生活当中，都要对自身的素质和能力有一个比较客观的认识，不要求自己做一些超出自己能力范围的事情，要以积极的心态面对自己的不足，没有必要过分掩饰或者矫枉过正，对于别人对自己的错误评价，不必放在心上，要做到"有则改之，无则加勉"；学会倾听自己内心的要求，对于自己的进步要及时提出表扬，满足自己的自尊心，而对于别人优秀的地方，也不要吝啬自己的赞美，要学会夸奖别人。

总之，在现实生活中，如果每个人都能用温和的心态去看待周围的人和事，用客观、理智的心态对待工作、生活中遇到的困难和问题，就能够树立积极向上的心态，以积极健康的精神面貌迎接生活中的挑战，从而远离抑郁症等心理疾病，成为抑郁症的绝缘体。

第 二 章
发 现 抑 郁 征 兆
——怎样证明你没有抑郁症

　　有不少抑郁症患者的心中会有这样的疑问：我平时在生活中并没有像林黛玉那样多愁善感，也不是那种肚量小的人，怎么还会得抑郁症呢？其实，这是没有正确地了解诱发抑郁症的具体因素所致。通常人们会认为心态是导致抑郁症发生的唯一因素，其实不然，抑郁症的发生和很多因素有关，比如说遗传因素、性格因素、所处的环境、儿童时期的遭遇、生活习惯等。有时，人们对周围事物或者所处环境的不满，也会导致抑郁症的发生，这种不满甚至有可能会使人产生厌世的心理，选择自杀的方式结束自己的生命。

　　在现实生活中，有很多家长会因为一些小事而冲孩子发火，有时还会动手打孩子。我国著名心理学家黄菡老师曾经指出："有很多的家长骂孩子或者打孩子，通常不是因为孩子所犯的错误本身，而是他们在这之前就已经憋了一肚子的火没处发。如果这个时候，他们的孩子犯错就等于为他们发火提供了机会，他们会把心中的怒火全部发泄到孩子的身上。其实，这样的做法是极其不理智的——这样不仅不能很好地宣泄自己的情绪，而且会在孩子的心中留下不可磨灭的童年阴影，对其今后的成长是极其不利的。所以，家长今后再想冲孩子发火的时候，不妨先问问自己'我是因为这件事而发火吗？''我心中有负面情绪吗？'这样就可以避免在孩子心中留下童年阴影。"

一、心态是否积极可以有效预防抑郁症？

在日常生活中，有很多这样那样的节日，比如说植树节、爱牙日、劳动节等，但是很少有人知道每年的 5 月 25 日是中国学生心理健康日。在中国，每年都会有学生因为心理压力过大而选择自杀，所以中国教育科学院在 2000 年将 5 月 25 日定为全国学生心理健康日，取其谐音"我爱我"，旨在提醒学生、学生家长、老师重视学生心理健康和成长。健康日的口号是"珍惜生命，关爱自己"。

在以往人们提到抑郁症往往会想到互联网少帅张朝阳、央视名嘴崔永元、香港著名演员张国荣等。而实际上，情绪障碍已经成为当今社会最普遍的心理疾病。不管是青年、中年还是老年人，每个人都可能因为这样那样的原因患上抑郁症。最近几十年，由于学业压力的增大，社会竞争的加剧，再加上社会上"读书无用论""毕业即失业"的不良观念的盛行，有很多在校学生患有抑郁症等心理疾病，尤其是中学生和大学生。抑郁症患者的低龄化，引起了社会各阶层的关注。那么，怎样才能有效地预防抑郁症的发生呢？应该从哪些方面入手对抑郁症进行干预呢？

2014 年 5 月 14 日，距离高考还有不到一个月的时间。这个时候，大部分的高三学生都为即将到来的高考做最后的冲刺，而沭阳县某高级中学高三（15）班的学生沐晓峰（化名）却在父母的陪同下踏上了去往北京的火车，而他们此行的目的是到北京回龙观医院精神科为沐晓峰复诊。在火车上，沐晓峰一言不发地看向窗外，眼睛里充满了不确定。

就在几个月前，在学校上学的沐晓峰突然跑回家告诉父母自己不想到学校上课了，原因是自己对于学习已经没有兴趣了。沐晓峰的父母认为儿子是因为压力太大，就决定让他在家调整一段时间。沐晓峰在家调整了一段时间后，便被父母送回了学校。后来，沐晓峰的老师打电话给他的父亲说沐晓峰最近上课总是走神，不仅每天不能按时完成学习任务，郁郁寡欢的样子，而且和沐晓峰同寝室的学生还反映他每晚都会失眠。他也不和同学交流，就连平时与自己处得比较好的同学沐晓峰也是爱答不理的。听了老师的话，沐晓峰的父亲一头雾水，因为每次沐晓峰打电话回家都会抱怨同学总是孤立他，甚至还会在背后嘲笑他。这到底是怎么回事？于是，沐晓峰的父母决定将沐晓峰接回家复习，希望家里相对轻松的环境，能让沐晓峰的情况有所缓解，从而使他重新树立学习的信心。但是，回到家以后，沐晓峰的情况不仅没有得到改善，反而越来越严重。

"到后来，有时我和他爸都和他说不了几句话，每次我们和他讲话，他总是一副不耐烦的样子，而且我还发现他最近老是失眠，饭量也比以前少了很多。这个时候，我和他爸才意识到，晓峰这孩子可能有心理疾病了。前年，晓峰的表姐就是因为高考压力过大而患上抑郁症的。她到北京回龙观医院经过一段时间的治疗才恢复了健康，所以我和他爸决定带晓峰去试试。"沐晓峰的母亲无奈地对沐晓峰的老师说。

他们很快就带着沐晓峰来到了北京回龙观医院精神科，经检查，医生认定沐晓峰的确是得了抑郁症。可是面对即将参加高考的沐晓峰，医生和沐晓峰的父母犯难了——不知道该用什么方法给沐晓峰治疗。"如果采取全面治疗，无论是治疗时间还是药物所带来的副作用，肯定会影响沐晓峰在考试时的正常发挥。但如果就此放弃参加高考，对沐晓峰也不公平，毕竟他为这次考试准备了这么长的时间，而且他也非常想和同学们一起走进考场。可是不治吧，看晓峰目前的状态，我们就怕夜长梦多，晓峰会做出什么傻事来。"面对两难的选择，医生最终还是决定对沐晓峰采取以心理治疗为主的治疗方案，再辅以小剂量的集中注意力和改善睡眠的药物，等到沐晓峰参加完高考，再对其进行全面治疗。

　　沐晓峰的主治医生张军告诉晓峰的父母，晓峰之所以会得抑郁症完全是因为在参加考高之前父母和老师给予了太大的期望。所以，张军医生提醒广大的学生家长，特别是家里有应考生的家长，越是遇到重要的考试或比赛，父母就越应该给学生树立"比起取得好成绩，身体才是革命的本钱""考试或比赛的时候，正常发挥就好，不用给自己太大的心理负担"之类的信念。只有这样，才能使学生慢慢学会克服情绪上的障碍，学会调节自己的情绪，从而使他们不受抑郁等消极情绪的影响。

　　现在报纸上时常会报道一些中小学生因家长逼迫其学习不喜欢的乐器或者各类辅导班而想不开选择自杀的新闻。作为全国有名、在治疗精神障碍上有一定建树的心理医生，北京回龙观医院院长、中国医师协会精神科分会副会长、中华医学会精神医学分会副主任委员杨甫德每天都要接待十几位来自全国各地患有精神疾病的患者。抑郁症患者的低龄化，让他十分担忧。他说："现在的学生家长在评价一个学生的时候，往往会把学习成绩作为唯一的评判标准。除了学习，家长不让学生干任何家务，还替孩子扫清了任何障碍。这就导致了很多小孩在进入社会、参加工作以后，心理承受力极其脆弱，一遇到困难或者挫折，就会一蹶不振，完全控制不了消极情绪。"

　　杨甫德还说："中国的圈养式教育方式，会让中国的学生的性格变得懦弱、不坚强、不会独立面对并解决问题，从而使他们容易受抑郁症的困扰。"

　　听了杨甫德医生的话，可能会有不少人发出这样的疑问：学生生活在学校这座象牙塔里，怎么会有这么多的学生患上抑郁症呢？在现实生活中有很多人会认为学生或者端着"铁饭碗"的企事业单位的工作人员不像自己为生活到处奔波，所以也就不会患上抑郁症。其实不然，他们虽看似没有什么烦恼，但实际上他们也会有很多的烦恼，而且他们也会受到抑郁症的困扰。

　　4月28日，新华社安徽分社总编辑、副会长宋斌被发现在自己的办公室自杀身亡，而据周围同事回忆宋斌生前患有严重的抑郁症。

5月4日，杭州《都市快报》年仅35岁的副总编辑徐行自杀身亡。

5月6日，湖南省湘乡电视台副台长贺卫星被人发现在办公楼的楼梯间上吊自杀，而在自杀现场人们发现了两份遗书和部分遗言笔记。遗书中反复地提到："痛、痛、痛，生活对于我而言只剩下痛苦""一辈子对工作勤勤恳恳、兢兢业业，到头来却是一事无成，工作压力大。"

2014年5月8日，深圳报业集团广告部总经理张敬武因患严重的抑郁症在家自杀身亡。

对于在10天之内就有四个媒体人因抑郁自杀，杨甫德医生就指出："对于这类工作压力大的人，其家人、所在的单位以及社会各阶层，对他们应该多些关注和关爱。因为越是这种精英人群，抱负心就越强，对于自己的要求也就越高。所以说，大部分由工作压力过大而导致的抑郁症往往不是因为工作单位或者领导对他们的否定——他们的不安心理大多源于他们对自己的负性认知。"

针对目前抑郁症患者人数越来越多的情况，杨甫德医生建议："那些已经有抑郁倾向的人，如果身边的朋友、亲人或者同事已经发现，而患者本身没有意识到的话，除了要劝其尽快就医以外，同时也应该想方设法帮助他通过正确的途径释放压力。比如说多和他聊天，找专业的心理医生对其进行心理疏导。作为患者本人，应该试着和自己内心真实的想法进行对话，劝导自己别太较真，不要盲目地与他人攀比，同时降低自己的物质追求和期望；建立良好的人际关系，多参加一些公益活动，让自己的精神世界更加丰富；让自己的生活变得丰富多彩，比如可以经常看一些搞笑的综艺节目或者喜剧视频等，以此调整自己的沮丧情绪；在知道自己患有抑郁症之后，要保证每天有充足的睡眠，或者多做一些户外运动，如慢跑、游泳等。另外，要多吃一些富含维生素B的食物，这些食物可以有效化解或消除抑郁的情绪，如蛋黄、橙子、香蕉等"。

杨甫德就怎样预防抑郁症给出了自己独到的见解："社会应当建立完善的心理干预和支撑体系。那些工作压力较大的企事业单位，为员工营造一种相对宽松的工作环境是很有必要的。另外，企事业单位还可以定期请专业的心理医生到公司给员工普及心理健康知识，对员工的心理进行疏导。而对于在校的学生，应该从小就加强传统的人文教育，让他们在自信、自尊、自强的心态下健康苗壮地成长。因为只有建立了良好的心态，在他们长大以后不管遇到什么样的困难和挫折都能从容不迫地面对，并在迎接生活中的挑战时充满自信。心态决定一切，良好的心态可以创造出美好的未来。"

 二、抑郁与哪些因素有关？

近几年，随着抑郁症患者的日益增多（甚至那些事业有成的成功人士都会患有抑郁症），抑郁症受到了社会的极大关注。那么，抑郁症的发生和哪些因素有关呢？医学界、心理学专家、精神病学家都对此展开了深入地研究，经他们研究后发现，抑郁症的发生和多种因素有关，如心理因素、社会因素和生物化学因素等。

（一）遗传因素

家庭中出现一个抑郁症患者，其家庭成员患抑郁症的概率就会高出很多。这因为，抑郁症是可遗传的。通常来说，环境因素和基因的变化可能会导致人们患某种疾病的概率增大。据科学实验研究发现，抑郁症的形成是和人脑内神经系统所分泌的某种化学物质含量减少有关，同时科学家还发现，抑郁症和家族病史有很大的关系。

在科学界，曾有过这样一个大胆的推测，即某些精神疾病和心理疾病是可遗传的。生物学家认为遗传因素是引起抑郁症的主要因素，并且这一理论得到了证实，我国精神病协会的一项调查研究显示：父母其中一方如果患有抑郁症，那么他们的子女患抑郁症的概率为25%；如果父母双方都患有抑郁症，那么他们的子女患抑郁症的概率就会提升到50%~75%。同时，专家还指出抑郁症的发生不仅和遗传有关，家庭环境也是重要的因素。假如在一个家庭中有人患有抑郁症，这个家庭就会笼罩在抑郁的阴霾之下。有些抑郁症是带有家族倾向的，比如说在一对双胞胎当中哥哥患有抑郁症，弟弟患上抑郁症的概率可高达40%。

（二）环境因素

父母离异、婚姻破裂、亲人离世、退休、欠债、工作不顺心、长期患某种生理疾病等，都会引发抑郁症。在现实生活中，一些令人感到有压力的生活琐事或者工作失误也有可能导致人们患上抑郁症。其中，职场压力是导致年轻白领患抑郁症的主要原因。

随着工作竞争和就业难度的增大，越来越多的上班族患上了抑郁症。上班族患抑郁症主要受以下因素的影响。

1. 繁重的工作负荷 经常性地出差、长时间地加班、不断地学习新知识和参加各种职业培训，有时回到家中也会有忙不完的工作和一大堆家务要做，甚至有些人因为经常要加班而和家人相处的时间大大缩短。

2. 职业发展不顺利 工作发展空间小，升职加薪更是遥遥无期，在工作当中看不到希望，加上身边朋友的快速晋升，人们会在潜意识当中给自己施加压力，从而给自己造成不必要的心理负担。

3. 管理角色责任大 作为一个公司的领导者，除了要干好本职工作以外，还要监督协调下属工作，处理好与他们之间的关系；不仅要帮助他们解决工作上的问题，还要关心他们生活上的困难。一个好的领导者，会要掌握下属的优缺点，这样在关键的时候能够充分地发挥出他们各自的优点。

4. 人际关系不和谐 在一些公司，特别是人员数量比较大的公司，经常会存在一些小团体。他们与管理层的意见不合，和同事不能友好相处，这些都会给他们的生活和工作带来很多不必要的麻烦，使他们不能全身心地投入到工作当中。另外，公司士气低下，员工之间没有凝聚力，这不管是对公司的发展还是员工的发展都会产生严重的负面影响。

工作压力过大，会给在职人员造成巨大的心理压力和精神负担，这会使他们时常感到力不从心、身心俱疲、烦躁易怒、心情沮丧、多疑心理加重、挫败感加重、对周围事物缺乏兴趣等，有时还会伴随多种生理症状，比如脱发、食欲缺乏、失眠等，最终导致抑郁症的发生。而抑郁症就像是感冒病毒一样，无时无刻不在侵蚀我们的心理健康。

（三）性格因素

美国心理学家研究发现，性格内向、不善言辞的人患抑郁症的概率是性格开朗、善于交际的人的2~3倍。我国著名心理专家黄菡曾经说过："性格因素是造成心理疾病的重要因素，有的时候由性格所引发的心理疾病所产生的危害要比其他因素产生的危害严重得多。"2004年4月1日，香港著名演员张国荣在酒店自杀身亡，而导致他自杀的主要原因就是他过于追求完美、悲观内向的性格。

通常来说，一个多愁善感、敏感多疑、优柔寡断的人，很容易受外界事物的干扰患上抑郁症；对于每件事都过于执着，情绪容易受外界影响，对于自己要求过高或者拥有自责、自卑、悲观等情绪的人，都容易患上抑郁症。

正确的自我评价对于预防抑郁症很重要。一般而言，对于自己的评价过高或者过低都有可能引发抑郁症，当一个人对自己的要求过高时，就很难容忍自己有一丁点的不足，如果生活或工作中，出现任何失误的地方，他就会产生深深的自责，而这是导致抑郁症产生的主要原因；当一个人对自己的要求过低时，就会盲目地贬低自己，而产生严重的自卑感，从而失去价值感，进而患上抑郁症。

（四）药物因素

有的时候，长期服用某种药物也会导致抑郁症的发生。常见的可以引起抑郁症的药物有以下几种：抗帕金森药物、抗癫痫药物、抗焦虑药物、某些降血压药物、糖皮质激素等。如果在服用某种药物时，出现抑郁的症状，应该第一时间与医生取得联系，在了解药物可能产生的不良反应之后，再做出是否停药的决定，千万不可擅自决定，否则会延误对生理疾病的治疗。

（五）慢性疾病

患有某些躯体疾病也会导致抑郁症的发生，如心脏病、脑卒中、激素紊乱、内分泌失调等。反之，患者如果在患病期间患上抑郁症，同样也会使原来的疾病加重。患有慢疾病如癌症、糖尿病、阿尔茨海默病等疾病的人，是患抑郁症概率较高的人群。脑部荷尔蒙（激素）等化学物质分泌失调，会影响人的情绪，从而诱发抑郁症。即使是轻微的甲状腺功能亢进，也会导致抑郁症的发生。此外，抑郁症状的出现也有可能是某些威胁人生命疾病的前兆，如脑癌、胰腺癌、帕金森病、老年痴呆等。

（六）儿童时期的经历

美国心理学家斯金纳利用五年的时间，走访了近 1000 名抑郁症患者。在这些患者当中，除了因工作压力、性格、药物等因素患上抑郁症的患者以外，还有小部分患者的患病原因非常特别——他们是因为童年的某些经历而患上抑郁症的。针对此斯金纳总结出了这样几种情况：父母过早地离世；在儿童时期缺乏关爱；曾遭受虐待，尤其是性虐待；儿童时期有过不好的经历，如长时间呆在封闭的环境，父母的特殊对待，因残疾原因而不能与别人正常交往。

（七）不良的生活习惯

有些抑郁症患者会借助尼古丁、酒精和药物来缓解抑郁症状，但是，经科学家调查研究后发现这些食物当中所含的成分都会加重抑郁症状。另外，人体内缺少维生素 B 和叶酸也会导致人患上抑郁症。

三、你有厌世心理吗？

人们总是幻想着自己的生活中充满掌声和鲜花，人生也会一帆风顺，不会遇到什么太大的挫折和困难。但是每个人的现实生活却并非如此，也会存在阴暗的一面：苦闷、孤独、悲观，甚至厌世。而人们往往在这个时候会患上抑郁症。抑郁症患者会出现在各个年龄段、各种职业。可以说，抑郁症不会偏袒任何一个不能自主调节自己的情绪的人。

人的悲观厌世情绪，是和我国当今蓬勃发展、欣欣向荣的社会发展主流极其不协调的。厌世心理就好像一颗毒瘤，随时会侵蚀人的灵魂，同时也对我国社会主义精神文明建设有很大的影响，应当受到社会各阶层的广泛关注。我国著名心理学家杨凤池经过多年临床经验的归纳分析认为，导致人们产生悲观厌世心理的因素主要有以下几点。

（一）生活缺乏崇高的理想，没有值得努力的奋斗目标

理想作为一种精神支柱，会使人勇往直前，而且人们会借助理想克服生活中的挫折和困难。一个人一旦没有了理想，没有了为之奋斗的目标，就好像生活在黑暗中，他的心理和思想也不会健康发展。闫肃（化名）是四川大学经济学院的一名大三学生，最近他就深陷厌世情绪的泥潭不能自拔。他在接受心理治疗时说道："自从上了大学以后，周围的同学都认为考上大学以后，就没有必要像中学时那样刻苦学习了。中学时期紧绷的神经因此一下子被放松，而再加上在学业上没有了压力，也没有了升学的负担，有的同学有的时候连课都懒得上，更别说是上晚自习了。那些不上课的同学平时就窝在宿舍和室友打扑克、麻将，要不就是上网聊天、看电影。他们平时不去上课，但是到考试的时候他们通过作弊或者找人代考等方式也能及格，有时还会考一个不错的成绩。我们班就有一个同学每次通过作弊都能拿到奖

学金。可是我每天按时上课，老师每次布置的作业我都按时完成，但是在考试时只能勉强及格，所以班上的同学都在背地里嘲笑我，说我跟不上时代潮流。这使我很伤心，有时甚至会产生退学的念头。"

其实，闫肃所反映的问题是当今大学生普遍存在的问题。我国的大学生在进入大学以后，在很长一段时间会处在迷茫、彷徨的阶段，他们找不到自己为之奋斗的目标，不能树立远大而崇高的理想，"混文凭"的现象也随之产生。这种现象不仅存在于大学生当中，而且在很多企业当中，也会出现这种情况——职工没有奋斗目标、没有理想。由于没有理想作为精神支柱，于是他们抱着"当一天和尚撞一天钟"的想法，过一天算一天，得过且过，没有认真负责的工作态度。很多人在这种环境中生活久了，就会感到生活越来越没意思，从而产生厌世的心理。

（二）工作时不受领导重视，感到前途一片渺茫

有很多刚出校门的大学生，他们有令人羡慕的文凭和才华，有充沛的精力，这使他们在刚步入工作岗位时满腔热血，想要在事业上打拼出属于自己的一片天地，但是他们可能会由于各种原因，如工作经验不足、缺乏应变能力等，不受领导的重视，被分配到不重要的工作岗位上。虽然他们在心中有诸多的不满，但是迫于领导的权威只好"敢怒而不敢言"，忍气吞声。由于现在的很多企业采用的是领导任命制，而不是公平的竞争机制，有很多员工会认为有些领导的工作能力还不如自己，这样他们在工作当中就会产生抵触心理。

在现实生活中，还有另外一群特殊的人群也是产生厌世心理的高危人群，他们就是一些企事业单位的工作人员。他们的工作被人形象地称为"三一"，所谓的三一就是用一杯茶、一张报纸打发完一天的时间。日复一日，年复一年，时间在一张张报纸、一杯杯茶水中悄然流逝，但是他们在事业上却毫无建树，而他们曾经也是充满抱负的有志青年，当他们看到同龄人功成名就时，可能会感叹自己的碌碌无为，可此时他们已经无力挽回什么。所以，很多人在这种环境下，容

易产生悲观情绪，但又无法摆脱。所学的专业知识在本职工作中没法施展，同时又和社会缺乏沟通，时间久了，他们就会感到前途渺茫，甚至会因此产生厌世的心理。

（三）失业的冲击

据我国统计部门的统计报告显示，2013年上半年，我国失业率为5%，失业问题仍然是我国民生问题的主要问题。失业或者长时间找不到工作，会让人心中产生严重的不平衡感，由此他们会产生悲观、失望、沮丧的心理，认为自己是一个毫无用处的人。特别是那些因为社会发展而被淘汰下来的人，他们往往是一些中年人，一般处在"上有老下有小"的境地。虽然一系列由失业所产生的生活问题压得他们喘不过气，但由于没有其他的特长，再加上社会就业程序发生了天翻地覆的变化，因此他们想要找份合适的工作很难。这会使他们长时间赋闲在家，而其中有些人得不到家人的理解，就会产生严重的厌世心理。

张丽是一名来自农村的姑娘，由于家境贫困她读完初中就辍学在家，并很快结婚生子，而随着孩子一天天长大，她家里的开销也逐渐增多。于是，她和老公商量，到城市里打工。

经人介绍，张丽在一家超市当售货员，一干就是二十年。但在即将步入二十一年时，商场却倒闭了，而她则成了下岗工人。她觉得自己就像一件垃圾一样被人扔了出来。她在这家商场里倾注了太多的心血和宝贵的青春，同时商场还拖欠了她三个月的工资。虽然她和商场的负责人多次进行协商，但是都无功而返。回到家中，丈夫并没有关心她，反而对她横眉冷对，非打即骂，就连女儿也对她爱答不理，这使她觉得自己是个被抛弃的人，谁都不再需要自己，以致她产生了活着没意思的想法。

在现实生活中，像张丽这样的例子还有很多。生活的不如意会让很多人丧失希望，如果家人和朋友再不能给予关怀和帮助，无疑相当于把他们推向了抑郁的深渊。所以当我们发现身边的朋友或亲人出现心理障碍时，要给予他们充分地理解，并且积极地想办法帮助他们重新恢复心理健康。

（四）受到人生重大挫折和打击，远远超过了人的心理承受能力

俗话说"人生不如意十之八九"，人的一生难免会遇到各种各样的挫折和打击。由于每个人所处的环境和性格不同，所以人们面对挫折和打击时所表现出来的反应也会有所不同，有的人会坦然处之，有的人会一蹶不振，产生抑郁情绪，甚至会给社会和家庭造成严重的伤害。

马俊是一名高三的学生，平时学习成绩很优异，但是在高考期间由于身体原因没能正常发挥，导致高考失利。在此之后，马俊变得十分消极，整个人也变得郁郁寡欢。过去的自信和斗志消失得无影无踪，甚至还产生了厌世的心理，恨不得在下一秒就从地球上消失。在现实生活中，类似于马俊这样的例子很多。这些人会因为各种原因，陷入抑郁的泥潭，所以人们应该加强心理承受能力的建设，使自己能用更加积极乐观的心理状态面对生活中的困难和挫折。

四、人为什么会生气？

每个人的心中都会有专属于自己的价值系统和信念系统，而一个人生气就是当某件事或者某种现象与他内心的准则或信念相违背时，出于人类自我保护的本能而产生的一种反应。达尔文就在《进化论》中提到：生气之所以被保留下来，是因为它是人类必须有的情绪功能。人类可以通过生气来宣泄自己内心不良的情绪，保证内心不受抑郁等不良情绪的影响，所以生气是一种非常有益健康的情绪，但是在日常生活中没有必要抑制自己的情绪，强迫自己不生气。从另外一个方面讲，虽然说生气是人类正常的情绪，但也要把握一个度，否则就会沦为愤怒情绪的奴隶。这就要求人们明白以下几点。

（一）生气的原因

人生气的原因会有很多种，有的人会因为工作不顺而生气；有的人会因为情绪不好而生气；有的人会因为不能与别人有效沟通而生气。通常，会引起人们生气的事情大体可分为以下几种情况：当别人的某种言行触及到自己的心理承受能力时；自己被别人误会时；自己努力隐藏的某些秘密或想法被别人拿来当玩笑对待时。

（二）生气的反应强度

每个人在生气的时候，所表现出来的反应会有所不同，有的会躲在角落里生闷气；有的会通过暴饮暴食来缓解生气的情绪；有的则会一改平日温和的态度对人破口大骂，甚至动手打人。虽然不同的场合、不同的事件、不同的人会所表现出来的愤怒情绪的反应强度都是不一样的，但是大部分人都会变得不友善或者比较粗鲁。在美国，一些心理医生会通过一系列的心理测验测量出人们在生气时的反应模式和强度。假如你发现最近自己特别容易生气，甚至失去理智的话，你就得去医院找心理医生帮忙了。

（三）愤怒的情绪，越压越大

当你发现自己有不愉快的感觉，对自己所接触的人心存敌意，肌肉变得紧绷，呼吸和心跳加快时，你该怎么办？通常情况下，这时人们会采取以下几种方法：安抚自己稳定下来、压抑自己的情绪、用言行来表达自己不满的情绪。用言行来表达自己不满的情绪，是一种自我肯定的情绪传达方式，如果把不良情绪强行压下来，只会将愤怒的情绪转换到其他发泄的途径，甚至会迁怒于他人，给自己的人际关系造成严重的负面影响，而且这对自己的身心健康也非常不利。据科学研究发现，抑郁症和高血压等疾病都和人们长期压抑愤怒有关。所以人们应该了解一下自己生气的原因及反应，纠正自己不良的表达方式，从而有效地掌控自己愤怒的情绪，做它的主人而不是受它控制。

（四）自我息怒的心理技巧

在生活和工作中，人与人之间难免会发生冲突。如果不加以控制，冲突就会愈演愈烈，有时还会伤害彼此的感情。因此，掌握一些自我息怒的心理技巧，对于人们是非常有帮助的。以下几种自我息怒的心理技巧值得人们借鉴。

1. 平心静气　美国著名心理学家欧廉·尤里斯，为了让人快速平心静气提出了三个基本法则：首先是降低声音；其次是放慢语速；最后是将胸部向前挺直。随后，尤里斯教授做出了详细地解释："首先要降低声音，是因为声音本身对情感会产生催化的作用，会使已经很激动的情绪变得更加强烈，从而造成更为严重的后果；之所以要放慢语速，是因为在谈话时一旦掺入个人情感，语速也会随之加快，语调也会在不知不觉中提高，这时人们就很容易冲动；人在情绪激动、语调激烈时，身体会自然地向前倾，而当身体向前倾时，就会让自己的脸更靠近对方，这种讲话姿势将会使紧张的局面变得更加紧张，使谈话双方的怒气更加强烈。如果这时人们将胸部挺直，就会有效地淡化冲动紧张的氛围，从而有效地淡化双方的矛盾"。

2. 闭口倾听　在英国著名历史学家、政治家帕金森和英国著名管理学家拉斯托姆吉合著的《知人善任》一书中谈到："在发生激烈争吵时，要学会适时地闭上尊口。先认真倾听别人的想法，让别人把话说完。在听的过程中尽量要做到通情达理、虚心诚恳。争吵是永远收获不了别人的真心的，赢得人心的最有效方法就是彼此交心"。人们愤怒情绪的主要特点就是时间短，等到"气头"过去以后，矛盾就很容易得到化解。

当别人的想法和你不一致，又不能立刻想到充分的理由说服对方时，闭口倾听会使对方觉得你对他的观点感兴趣，这样不仅压住了自己的"气头"，同时也避开和削弱了对方的"气头"。"风平而后浪静，浪静而后水清，水清而后游鱼可数"，等到双方都心平气和时，再来讨论，这样不仅能有效地保护双方的感情，还会收到理想的谈话效果。

3. 转移注意力　古书记载春秋时期有一个名叫王述的蓝田侯，性格十分暴烈，家人和手下的士兵都很怕他，在民间甚至用他的名字来吓唬小孩。对此，他特别无奈并下定决心改掉易怒的毛病。于是他在与人相处时就比以前注意控制自己的情绪了。有一天，与他意见不合的同僚气势汹汹地来到王述家大吵大闹，还对王述说了很多难听的话。但是王述自始至终都压着脾气，面壁而立，一言不发，直到这位同僚甩袖离开，他才回过头问部下："他走了吗?"他的部下回答说："走了好大一会了。"这时，他才长舒一口气转过身来，继续做自己没有完成的事情。王述所采用的方法是在自己没办法脱身的情况下，将自己的注意力转移，避免自己听到对方激烈的言辞，有效地防止自己被对方"激化"。有些心理专家提示人们：人在处于愤怒情绪时，在大脑皮层中会出现强烈的兴奋点，会造成短时间的"意识狭隘"现象，而且这种有害的兴奋会快速地扩散升级，甚至有时还会造成难以预料的后果。转移注意力的主要作用就是理智地转移这种有害的兴奋点，有意识地缓和谈话的氛围，防止冲突进一步恶化。

　　4. 学会换位思考　罗伯特·凯利是美国卡内基·梅伦大学商学院教授，有一次他受邀到加利福尼亚州某电脑公司培训时，遇到该公司的程序设计人员正在就某款软件的价值问题和他的上司发生争执，于是罗伯特建议他们站在对方的角度再来争辩，五分钟以后，双方就意识到自己方才是多么可笑，并很快地找到了解决问题的方法。心理因素在人们沟通意见的过程中起着重要的作用，每个人在争辩时都会认为自己是正确的，并想方设法让对方采纳自己的意见。然而，在现实生活中由于每个人所处的人角色不同，在处理问题时，会因为考虑问题的角度和立场的不同而产生不同的意见。当双方都坚持己见时，就不会理智地考虑对方的意见，这样就很容易引起冲突。相反，如果双方在交流意见时，能够站在对方的角度思考问题，更好地了解对方的想法和目的，就会发现自己想法中的一些不合理的地方，自己的建议是否合情合理，是否会被对方接受，这样可以有效地避免冲突的发生。

5. 理想化升级   我在小时候曾看过一部名叫《继母》的电视连续剧，其中有这样一个场景让我记忆深刻：年轻的继母在看到孩子故意和她做对时，一时气愤难耐，当着孩子的面把孩子心爱的玻璃杯（是孩子过生日时亲妈送给他的生日礼物）摔碎了。但她马上意识到了激化矛盾可能造成的后果，又想到了作为一个母亲应该有的肚量和理智，于是她心中的怒气立刻消失殆尽。在打扫完玻璃碴片后她主动向孩子道歉，并希望孩子能理解自己，最终这个孩子原谅了后母的过失行为并为自己以前的行为向后母道歉。当发生冲突时，先在心里预想一下可能造成的后果，想一下自己的责任，努力将自己升华成一个有气度、有理智的人，这对控制自己的心境，缓解紧张的气氛有很大的帮助。"忍得一时气，免得百日忧""忍一时风平浪静，退一步海阔天空"。有时适当的让步不仅可以有效地解决问题，还会受到别人的理解和爱戴。

第 三 章
跨 越 心 境 障 碍
——合理的心理治疗帮助治疗"心灵感冒"

对于早期抑郁症患者，药物治疗并非最好的选择，正所谓"是药三分毒"，再好的药也会出现副作用，所以在早期的治疗过程中，医生不会建议患者采用药物治疗的方法，而是建议患者进行心理治疗。心理治疗就是通过一系列的治疗技术，帮助患者能够正确认识抑郁症和用正确的心态面对抑郁症，有效帮助患者矫正不良情绪，改善患者的心理承受能力和人际交往能力，提高患者对生活和工作的满意度，从而抑制或减轻抑郁症状，调动患者的主观能动性，纠正其不正确的人生观、价值观和世界观，提高患者的应变能力。

心理治疗可以有效地节省患者的治疗时间和费用，可以加快抑郁症的康复，并且相比于传统的药物治疗，心理治疗具有复发率低的特点。

抑郁症属于心理疾病，如果患者跨越不了自己的消极心境，就会注定被抑郁所困扰。而人一旦患上抑郁症就会在内心建立起一个牢笼，将自己囚禁其中，不与外界交流，也不将心中的不良情绪宣泄出来。而宣泄或者向他人倾诉心中的郁闷情绪却是治疗抑郁症的最好办法——宣泄能让抑郁的情绪快速消失，还患者一个健康阳光的心态，从而让他们以积极乐观的心态面对生活中的困难。

抑郁症的心理治疗在国外已有一百多年的历史，并且在抑郁症治疗中占有重要地位，而目前我国针对抑郁症的心理治疗却仍处在探索阶段。

一、"心灵感冒"后，不妨找个心理医生

美国《科学世界》杂志曾公布了一组惊人的数据：全世界有 3.4 亿人患有抑郁症；每年全世界用于抑郁症治疗的费用，占总产值的 2%～5%；全球使用量最高的十种药品当中，抗抑郁的药就占了三种；10%～15% 的抑郁症患者会选择以自杀的方式来结束自己的生命，以致每年全世界死于抑郁自杀的人高达 200 万，远远高于战争、自然灾害或者流行疾病造成的死亡人数。在科技发达的现代社会，抑郁症已经成为继艾滋病、肺结核、疟疾后世界第四大致残疾病，世界卫生组织将 2003 年 9 月 10 日定为首个"世界预防自杀日"。

得了感冒去看医生，这是每个人都知道的常识，但是知道人的心灵也会患感冒的人却很少。而"心灵感冒"就是我们日常所熟悉的抑郁心理。在患上"心灵感冒"以后，我们要及时地找心理医生进行治疗，以使自己尽快地恢复健康的心态。可是，在现实生活中，大多数人在患上抑郁症后会因为各种原因，而不愿去看心理医生，从而延误了治疗，加重了抑郁的病情，最终使自己走上自杀的不归路。

（一）抑郁症的心理治疗原则

从精神医学角度分析，抑郁症包括病情轻重或者成因不同的不同种类的抑郁症状，其中包括生物学性、精神病态的"严重抑郁症"，反射性、程度轻的"轻性抑郁症"。不同的抑郁症要采用不同的治疗原则，所以对抑郁症患者进行治疗时要针对抑郁症患者的不同病情制定不同的治疗方案。

1. 有的抑郁症患者会伴随严重的迟滞感，容易产生自杀或者自残的危险，应当在对其进行心理治疗的同时辅助进行适当的药物治疗。而对于一些对药物过敏的轻型抑郁症患者，可仅进行心理治疗。

2. 在抑郁症状得到一定的控制以后，应当酌情使用调整心理治疗

方案。心理治疗的首要任务就是让患者对自己的病情有正确地认识，不夸大、不轻视病情，树立患者治愈抑郁的决心，增强他们对生活的信心；另一方面，家人的帮助和支持对于抑郁症患者恢复自信、尽快回归正常生活有很大的帮助。

3. 医生在对抑郁症患者进行心理治疗时，应积极主动地与患者进行治疗性的交谈，不要让自己处于一种被动或者被咨询的状态。要善于表达自己对患者的关怀，让患者能感受到你的真诚和友好，让他觉得你是在真正的关心他，是以朋友的身份在与他进行交谈，而不是医生与病人的关系。要让患者看到治愈的希望，这对抑郁症的治疗有很大的帮助。

（二）抑郁症的几种心理疗法

目前，我国针对抑郁症主要采用的心理疗法包括认知疗法、放松疗法和三"A"疗法。

1. 认知疗法

认知疗法就是纠正患者对抑郁症的错误认知，改善患者的不良情绪，改变其不正确的生活习惯和行为方式。认知疗法强调，常见的心理障碍其根本问题就是患者产生的歪曲思维。从广义上讲，认知疗法包括所有能纠正患者错误认知的方法，如促膝长谈、批评教育等，但是认知疗法作为一项治疗手段，应有其独特的方法、技巧和程序。首先，医生要向患者进行抑郁症方面的讲解，让患者知道抑郁症的普遍性和可治愈性；其次，医生应该引导患者检讨自己对周围事物以及人的看法与认知，劝导患者要用正确的心态去面对认知与现实之间的差距，并指出其错误认知的不正确性都是没有任何价值的，是一种病态的心理；最后，医生应当督促患者进行观念的转换，帮助其重新树立正确、健康的态度和认知，从而使患者借助新的看法和认知消除不良情绪的影响。

有的人在工作或生活中即使犯了微不足道的小错误，也会产生"我太没用了，我就是一个废物"的想法，从而使自己陷入抑郁的困扰。这种将错误无限扩大的情况，也是一种认知错误。面对同样的错误时，接受过认知疗法的患者就会这样认为："我所犯的错误是每个人都会犯的，下次注意点就好了。"美国国家心理卫生协会经调查后发现：有15%的轻度至重度抑郁症患者在经过为期16周的认知治疗以后，抑郁的症状会有明显地消减。

认知疗法常用认知重建、问题解决、心理应付等技术进行心理治疗和指导，其中的关键环节就是认知重建。美国著名心理学家阿尔伯特·艾利斯认为：人们对于某件事的认知、解释、评价和信念，是产生行动和情绪的根源，因此，不合理的认知会引起不良情绪和不理智行为，只有帮助患者重新树立起正确的认知，才能从根本上治疗他们的抑郁症。

抑郁症的产生与以下几种错误的思维方式有很大关系：容易极端化；疑心病重；自卑感强；习惯性夸大过失；喜欢戴有色眼镜看事物；公式化。

美国知名心理学家阿尔伯特·班杜拉曾经在医学杂志上就如何摆脱错误思维给出了五种具体的步骤：①瞄准那些消极的想法，把它们逐个记录下来，别让它们占据你的大脑；②用一种平和的心态看人会有哪些错误思维，检查自身是否存在这些错误思维；③用客观的想法去代替扭曲的认知和观念，以第三方的口吻反驳自己的那些错误想法；④制定可行度高的日常活动安排表，每天在睡觉之前检查自己的完成情况，并写出回顾和分析日记，这样不仅能摆脱错误思维所造成的困境，还能收获完成一件事的成就感，逐步消除不良思维；⑤要学会赞扬自己、欣赏自己、坦然面对自己的不足之处，时刻保持情绪稳定。

2. 放松疗法

放松疗法对于消除焦虑心情、调节身心有很大的帮助。不同的人在面对压力时会有不同的放松方式，如散步、听音乐、看电影、读书等。在放松治疗中经常会使用以下的放松方法使患者得以放松：

第一种，深呼吸。深呼吸是一种最简单、最方便的放松方法。抑郁症患者可以采用腹式呼吸法，先由鼻腔缓缓吸气，把气送到腹部，让气填满整个腹部和胸腔，屏住呼吸2~3秒后，用嘴将气慢慢吐出（这里要注意的是吐气的速度要比吸气还要慢）这时就会感觉很轻松。

第二种，想象放松。这种方法适用于想象力丰富的人。抑郁症患者可以找一个自己感到放松的姿势，平稳地呼吸，在脑海中描绘一幅自己喜欢的画面，并从中感受它所带来的愉悦感。而睡前想象画面，对睡眠质量的提高也有很大的帮助。

第三种，全身肌肉群放松。这种方法可以在家中进行。抑郁症患者在练习时可以根据自身的情况选择全身训练或者有针对性地训练。

3. 三"A"疗法

三"A"疗法是由法国巴黎赛尔精神疗养中心的加里·内维尔教授提出的，三"A"即：明白、回答、行动。因为这三个词的首字母都是"A"，所以被称为三"A"疗法。

明白：在治疗的过程中，患者首先要承认自己患有抑郁症的事实；其次对于情绪、言行上的变化，思维和身体上的异样反应要有一个正确地认识。

回答：强制性地记录每天的行为、思想状态，包括一些错误的想法和消极的情绪，在记录完以后要认真思索为什么会产生这些不好的想法和情绪，并换个角度去看待这些想法和情绪。

行动：行动决定情绪。当心情抑郁时，想要尽快驱赶掉阴影，就要学会果断。在短时间内树立起积极乐观的心态，集中精神做事，忽视烦闷，直到这种消极的情绪消失为止。

如果在生活中不被人们关注，就要把自己的独特之处展现在大家的面前；如果现在的工作非常顺利，就要用更多的精力去弥补自己不擅长的方面。而想要保持身心的健康，可以多参加一些公益活动，同时让自己的生活起居变得规律起来。

二、跨越不了消极心境，注定会被抑郁所扰

人的心理因素对抑郁症的产生、发展、治疗有着非常重要的作用。亲人的离世、工作不顺利、夫妻感情的破裂、长期患有身体上的疾病，都会给人造成严重的心理压力。面对同样的事件，心理承受能力不同的人会做出不同的反应，有的人会坚强面对，有的人可能由此患上抑郁症。因此，心理承受能力差的人就要积极寻求解决心理压力、消除抑郁的办法。求助心理医生就是一个很好的办法。

每个人在心理素质上存在差异，这和人的性格有很大的关系。一般来说，性格内向、依赖性强、软弱、社交能力弱的人心理素质相对差一些，而且他们患上抑郁症的概率也较大。

在面对一些应激事件时，那些心理素质差的人就会盲目地认为这件事是不能在自己能力范围以内得到有效控制的，以致他们会采取一些消极的解决方法，如他们会选择逃避或者歪曲事实，而紧张性的突发事件还可以让他们的情绪受到严重的影响。在遇到困难或者受到不公平待遇时，他们通常不会去想办法解决，而是坐在那里哀怨命运的不公，对社会及周围的人产生怨恨的心理，逐渐脱离正常的社会生活，从而患上抑郁症。

那么，什么样的性格的人患上抑郁症的概率比较大呢？据美国《科学》的一项研究发现，那些情绪容易受到外界影响，过于追求完美，对自己要求过高的人容易患上抑郁症。在现实生活中，面对同样的压力时，有人就很容易进行自我调节，以使自己在短时间内恢复积极阳光的心态，而有的人就会陷入抑郁的泥潭不能自拔。这都说明抑郁的发生和每个人的性格弱点有关。想要摆脱抑郁的困扰，首先就要先认识自身性格中的不足，并且正视这些不足，想办法纠正这些不足。

（一）想要彻底根除抑郁症，患者必须积极配合医生的治疗，首先就要明确治疗目标。

1. 消除抑郁症状

抑郁症会严重削减患者的社会适应能力，加重患者的心理负担。心理治疗能帮助患者解决这个问题。患者也要明确这个目标，不要轻言放弃。

2. 提供心理支持

抑郁症患者通常情况下会因为承受不住抑郁的心理而产生恐惧心理。心理治疗可以有效地帮助患者提高周围环境变化的适应能力，减少或消除患者的猜疑心理，从而改善患者的心理承受能力。

3. 重塑人格体系

这是关键的一点，人之所以会出现抑郁的症状，是因为其人格体系的不完善或者对原有的人格体系持怀疑态度。所以只有重塑患者的人格体系，才能从根本上消除他们的抑郁症。医生可以通过对患者的治疗，引导患者进行自我反省，树立正确的人生观、世界观、价值观，从而消除患者的矛盾心理。

（二）学会自我识别抑郁症状，积极就医

在现实生活中，有很多人对于心理健康不重视，总是认为抑郁症离他们很遥远或者认为"我这么开朗，怎么可能会患上抑郁症？"也有一小部分人，知道自己已经得了抑郁症，但是由于害怕别人嘲笑、失去上级的信任、别人的不理解等原因而羞于就医，时间一长就会加重自己的抑郁症状。那么，什么时候去看心理医生才是最佳的治疗时机呢？一般来说，当然是越快越好，但是如果你出现以下情况的任意三条，就得去看心理医生了，以把抑郁症状扼杀在摇篮里。

1. 抑郁的症状已经严重影响你的生活或者工作。

2. 连续几个早上早醒或者晚上多梦，并且心情沮丧，生理周期被严重打乱。

3. 出现幻听、耳鸣现象。

4. 疑心病重，老是觉得别人在背后议论自己。

5. 曾经有过自杀的念头，并有具体的实施方案。

（三）谨慎选择心理咨询机构

患上抑郁症后患者在选择心理咨询机构时，要谨慎。目前，在我国有很多心理咨询机构和部门，如心理诊所或者心理门诊、心理咨询中心、心理热线、精神病院等，这些机构由于拥有的资源不同，所主攻的方向也有所不同，所以患者要根据自身具体的症状进行选择，千万不要"病急乱投医"。患者可参照以下几点选择心理咨询机构。

1. 自身存有不能适应社会、学习障碍情况的患者，适合到心理咨询中心进行心理咨询。

2. 偶然的心理危机，如家庭纠纷、工作失误等一次性心理烦恼，打心理咨询热线就可以得到缓解。

3. 症状出现频率较高且每次持续的时间都在延长，有人格基础的心理障碍的患者，应该到心理诊所或心理门诊，接受正规、系统的心理治疗。

4. 有严重的精神分裂症或者有自杀经历的患者，在发作时家人要将其送入精神病院，接受专业性的治疗。

（四）患者在决定接受心理治疗后，要做好以下的准备工作：

1. 每周抽出固定的时间　心理治疗不能"三天打鱼，两天晒网"，只有持之以恒才能达到好的治疗效果。每个患者的抑郁症状都有所不同，所需要治疗的周期也会长短不一（普通的心理治疗需要几个月，专业的精神分析则通常需要几年），所以在接受心理治疗时，必须做好时间上的准备。

2. 做好经济上的准备　心理咨询的高昂费用是有些抑郁症患者选择放弃治疗的另一主要原因。所以在决定接受心理治疗后，患者要做好经济上的准备。

3. 做好心理准备　不管是哪一种治疗方法，在治疗过程中患者都得承受难以想象的痛苦和焦虑。这一过程可以引用佛学上的一句话解释——"大痛大悟、小痛小悟、无痛无悟"，没有痛苦的心理治疗，是不会产生好的效果的。所以，患者要做好心理准备。

（五）有很多人在接受治疗时，往往容易走进以下两个误区。

1. 无用论

有些人会认为心理治疗仅仅是和医生聊天而已，并且医生所讲的道理都是自己可以理解的，只是自己一时没有想通而已。还有些人在接受了几次心理治疗以后，没有明显的效果，就对心理咨询抱有怀疑的态度，认为心理治疗不会有任何实效性作用。

2. 万能论

这一部分人正好与上述情况相反，他们会认为心理治疗是万能的，不论出现什么症状，通过心理治疗都可以得到解决。总觉得心理医生可以开出一副包治百病的"灵丹妙药"，而且立竿见影。这种患者会过度依赖医生，而自己却不愿意付出更多的努力。

心理治疗不同于药物治疗，患者在接受治疗的过程中，要努力改变自己的消极心境，如果连自己的消极心境都跨越不了，那么找再好的心理医生也会于事无补，你注定还是要被抑郁所困扰。

三、宣泄的最大好处就是让抑郁从心底快速消失

有些人之所以会患上抑郁症，是因为他们心中消极情绪得不到正确地宣泄。科学家经研究发现：那些能够正确对待事物与善于宣泄消极情绪的人，能够很好地保持身心健康。相反，那些不善言谈或者过分自我压抑的人，不仅患高血压、心脏病等疾病的概率较高，患抑郁症等精神疾病的概率也会高出普通人好几倍。通常，采用正确的宣泄途径宣泄消极情绪的抑郁症患者可以让抑郁情绪快速消失。在治疗的过程中，医生应当把患者放在主导和中心位置，而自己则仅是倾听的角色，是被动的接受者。医生所要做的是营造一种良好的氛围，让患

者在轻松的状态下讲述心中的疑惑或者不满，从而达到患者进行自我治疗的目的。目前，已经有不少的心理医生将宣泄疗法纳入到了心理疗法中。

（一）宣泄疗法又可以称为情绪发泄疗法，其根本原理是让患者把以前所受到的不公平待遇、不幸的遭遇和心理创伤，通过合理的宣泄途径发泄出来，达到缓解或消除消极情绪的目的。我国有一句话叫做"男儿有泪不轻弹"，这句话表明男人流眼泪是一种懦弱的表现。但是，从心理卫生的角度来讲，这句话是严重不合理的，因为不管是女人还是男人，在遇到重大变故时，与其把郁闷憋在心里还不如痛痛快快地大哭一场——这样能将心中的郁闷发泄出来，对维护身心健康有很大的帮助。奥地利著名心理学家约瑟夫·布洛伊尔和西格蒙德·弗洛伊德都在多年的临床治疗过程中发现，那些能够将情绪进行合理宣泄的抑郁症患者，其抑郁症状会有明显地好转。所以，他们认为只有患者将心中的情绪"垃圾"清扫干净，才会收获较好的治疗效果。

（二）医生在对抑郁症患者进行宣泄疗法时，一定要注意自己的态度。抑郁症患者因其特殊性，会比一般人敏感，稍有不注意他们就会拒绝配合治疗。所以，医生在与患者进行交谈时应该抱有同情、理解的心态，让患者在轻松的氛围中袒露自己的心声。在这个过程中，医生不可出现皱眉等不耐烦的表情或者动作，同时向患者保证会对此次对话内容保密。在他们把不良情绪宣泄到一定程度时，医生才可以对其进行适当的心理辅导。这时，最好不要用讲大道理的说教式方法，而应该设身处地地为患者着想，让患者自己明白其情绪和行为的不合理性。

（三）宣泄疗法，不仅只有谈话一种方式，还可以通过运动进行宣泄。国外的一些机构或者媒体将这种通过体育锻炼而获得情绪宣泄的方式称为"运动性宣泄"。此外，美国心理学家詹姆斯·麦基恩·卡特尔提出过"发泄疗法"，具体内容就是让那些患有抑郁的患者在一个事先准备好的房间任意地发泄自己的情绪，也可以随意的破坏房间里的摆设，然后再对其进行心理治疗。但是由于这种疗法的费用较高、具有破坏性，所以并不值得提倡。现在常用的宣泄方法是"运动型宣泄"和"谈话型宣泄"。

（四）宣泄是一种最简单、最有效的心理治疗方式，在现实生活中，争吵其实就是一种常见的宣泄方式。通常情况下，抑郁症患者可采用以下几种宣泄情绪的方法。

1. 倾诉法

向老师、家人、值得信赖的朋友或者心理医生倾诉心中的苦闷，但在倾诉时也要注意措辞，以免伤害最亲近的人。如果有些问题实在是难以启齿，可以把它们写下来，然后找一个没人的地方大声地朗读出来。

2. 争吵、喊叫

大喊或者争吵可以在一定程度上起到宣泄情绪的作用。著名歌手容祖儿宣泄情绪的方法就非常与众不同。当她感到心情郁闷或者有压力时，她就会趴在马桶上，对着马桶大喊"我好累、我的病什么时候才能好、能不能给我几天假期、我快烦死了"，然后把它们统统冲走。如果情况严重的话，她会选择敲打马桶的方式，进行宣泄。容祖儿认为自己的这种宣泄方式既不伤害到别人，又能起到良好的效果。

3. 摔打物品

适当地摔打一些物品也可以起到宣泄情绪的效果。富士康公司为了缓解工作人员和管理人员之间的矛盾，提高工作效率，专门布置出一间房间作为员工的"出气室"——里边会有很多贴有管理者头像的假人，供那些对管理者心存不满的员工采取打骂的方式，发泄心中的不满。无独有偶，在浪漫的法国出现了一种新兴行业：运动消气中心。该中心配有专业的教练和"陪聊女郎"，教练会对患者进行专业地指导，教患者怎样正确喊叫、扭毛巾、摔打物品等，也会教患者跳一种运动量极高的"减压消气操"。而且，运动中心的发泄室墙面上都覆盖着一层厚厚的海绵，供患者尽情地捶打，发泄心中的不快。

4. 大哭一场

在伤心难过时，不妨找一个没人的地方痛痛快快地大哭一场。据科学研究证实，大哭可以有效地释放人们心中紧张的情绪，调节心理平衡。从某种角度上讲，大哭就是一种负面情绪累积到一定程度后的大爆发，就像夏天里的雷阵雨，来得快去得也快。

5. 运动

通过慢走或者散步进行心理调节，每次大概花 20 分钟的时间就能对消除不良情绪起到很好的效果。通常情况下，人们在情绪低落的时候，会抗拒运动，但是越不愿意运动，心情就会变得越糟，从而会陷入一种恶性循环当中。事实证明，人的行动可以改变情绪状态，如走路的姿势、双臂摆动的频率、大踏步地行走或者通过激烈的体育运动，如篮球、足球、健美操等，将内心的正能量释放出来，使体内积郁的负能量通过合理的途径宣泄出来，从而达到消除抑郁症状的目的。

6. 多吃抗压食物

多吃如瘦肉、牛肉、蔬菜、燕麦、糙米、牛奶等富含维生素 B1 的食物和像鱼肉、大蒜、洋葱以及海鲜等富含硒的食物，这些食物对人的情绪有很好的调节作用。每天吃一粒维生素 C 也可以有效地缓解抑郁的症状。

四、森田疗法，世界医学上的瑰宝

森田疗法也被称为根治的自然疗法、禅疗法，是日本东京慈惠会医科大学教授森田正马于 1920 年所创立的新型抑郁症心理疗法，起初将其命名为神经症的"特殊疗法"。1938 年，森田正马因病逝世，他的学生为纪念他，特将其所创立的心理疗法正式更名为"森田疗法"。森田疗法是森田博士在总结世界顶级心理治疗方法与自己几十年的临床治疗经验的基础上，不断地进行改进完善，反复实验研究，才创立出了具有浓厚的东方文化特质的、独特的、自成一派的、系统的用于抑郁治疗的这套心理治疗理论与方法。

自森田疗法创立以来，以其在抑郁症临床治疗上取得的显著效果，受到了世界医学界的广泛关注，并获得了高度的赞扬与肯定。美国著名心理学家伯尔赫斯·费雷德里克·斯金纳曾多次称森田正马为"日本的弗洛伊德"。1991 年，世界森田疗法学会成立；1992 年，我国成功举办了首届森田疗法研讨会；1994 年年底，第三届森田疗法研讨会在北京国际会议中心召开，来自 14 个不同国家和地区的 300 多名医学代表出席了此次会议，在大会上他们就森田疗法的研究及临床应用进行了广泛而深刻地讨论。大会结束以后，我国的森田疗法研究学会正式宣布成立。

接下来，我们来了解一下森田疗法的特点、原则以及过程。

（一）森田疗法的特点

1. 它注重现在，不问患者以前的治疗情况。森田疗法的第一原则就是"现实原则"，不过分深究患者以前的治疗情况和生活经历，而是引导患者把所有的注意力全部集中在现在，鼓励患者从现在开始以积极乐观的心态面对生活。

2. 切合实际，在生活中治疗和改变。森田疗法在纠正患者不良行为模式和生活认知的同时，劝导患者应像正常人那样生活，不要把自己当成独特的个体。

3. 注重行动。对于不同程度的抑郁症状，森田疗法都会积极引导患者立刻行动起来——"行动决定性格"，按照健康人的行动模式行动就会成为一个健康人。

4. 扬长避短，陶冶患者的情操。森田疗法鼓励患者积极地去现实社会生活中磨炼自己，充分发挥性格中的优点，努力抑制性格中的缺点。

（二）森田疗法的原则

1. 顺其自然。当出现抑郁症状时，对其抱着不在乎的态度，随遇而安，以一颗平常心对待它。但这里所说的顺其自然并不是放任自流、不管不顾，而是在接受自己患病的情况下，努力保持以前的生活节奏。

2. 忍受痛苦，为所当为。不管受抑郁症怎样的折磨都要忍受，并且像以前那样处理生活和工作中的问题和困难，用积极向上的心态与人相处，这样抑郁的症状就会在不知不觉中得到改善。当患者把注意力分散到不同事件上时，就会在行动中体验到成功所带来的喜悦，由此树立自信，从而致使抑郁的症状逐渐消失。

3. 与其坐着空想，不如立即行动。森田疗法主张"与其想，不如做"，要求患者立即行动起来，不去理会那些不受意志控制的消极情绪，重拾生活的热情和信心，把以前没有实现的愿望写在一张纸上，并通过努力将它们实现——人只有在行动中才能体现出自身的价值。

4. 克服自卑心理，时刻保持自信。在现实生活中，有不少完美主义者，每件事都要求自己做到尽善尽美，不容许自己出现任何差错。但是结果只能让自己感到失望，并由此失去信心，产生自卑心理。森田疗法的主旨就在于引导患者去做一些自己力所能及的事情——在做这些事情的过程中患者能收获自信从而使自己克服自卑心理。

（三）森田疗法的过程

森田疗法分为以下四个环节：

第一环节，静卧期。这个环节的主要目的就是让患者从根本上解除精神上和心理上的痛苦和烦恼。静卧不仅可以让患者调整身心的疲劳，还可以通过对患者精神状态的观察进行抑郁症状的鉴别诊断，确定患者的抑郁程度，采取不同的治疗方案。这个时期患者是处于绝对隔离的状态的，禁止患者与人会面、谈话，同时也不能读书、吸烟。除了患者正常的生理需求外，要求患者必须躺在床上。静卧期一般维持在一周左右。

第二环节，轻工作期。在这个环节，医生鼓励患者进行一些自发性的活动，增强患者的自我意识。禁止患者外出活动，每天卧床时间可以减少到 7~8 小时，白天要有一到两小时的时间户外接触新鲜的空气和温暖的阳光。晚上入睡前可以写写日记，听听音乐或者读一些喜欢的书籍。轻工作期一般在 3~7 天。

第三环节，重工作期。在这个环节，医生不再引导患者进行活动，而是鼓励患者按照自己的心意去参加一些活动，通过患者自身的努力，排除不良的价值观，重新树立对生活的信心，扫除内心抑郁的阴霾。在这一期间患者可以选择一些简单的劳动，比如打扫卫生、手工操作等，但禁止患者进行交际、游戏、没有目的地慢走等，而且任何活动都是由患者独立完成的。重工作期一般维持在 1~2 周的时间。

第四环节，复杂的生活实践期。在这个环节，医生应当向患者提供一些读书或外出的机会，使其能够与大自然亲密接触，唤起患者内心深处最自然、最淳朴的感情。同时让患者进行适应外界变化的训练，为回归正常的生活做准备。在这一环节，医生会要求患者认真记录每天所发生的事情，并上交给医生查阅。

目前，森田疗法被广泛应用于心理治疗的各个方面，并取得了显著的疗效。而且，其独特的理论也被越来越多的医学研究机构接纳承认。

森田理论要求抑郁症患者应该把烦恼看作是人身体的一种很自然的情绪，并以一个正确的心态和态度去接纳它，不要把它当作异物绞尽脑汁地排除它，否则，就会由于"求不可得"而产生思想矛盾，导致内心世界的激烈动荡，使自己处于一个不安的状态。如果患者能够以一颗平常心去接纳抑郁症状以及由其引发的急躁、苦闷等心理，勇敢面对并承受这些痛苦，就可尽快地从抑郁的束缚当中解脱出来，减少消极情绪对自己的影响，唤起自己求生的欲望。

森田理论还强调不要单纯地把消除抑郁症状当作抑郁症治疗的目标，而应该让患者从抑郁的泥潭当中自我解脱出来，调整好生活节奏，尽快回归正常人的生活。

第四章
扭动负面情绪
——使身心处于一种"大汗淋漓"的状态

悲观情绪是一种负面情绪会增加人们患抑郁症的概率，而有很多抑郁症患者也清楚地知道悲观情绪只会让自己的心情变得更加颓废。当抑郁症患者产生悲观情绪时就需要给自己的心灵洗个澡，并始终牢记：让正面情绪占据情绪的制高点。

我在一本书上曾经看到过这样一个故事：面对同样的半杯水，乐观的人会惊呼："我还有半杯水！"可是悲观的人却会说："我只剩下半杯水了。"为什么在面对同样的一件事情时，不同的人采取的态度会是如此的不同呢？那是因为处于悲观情绪中的人正在被负面情绪所困扰。那什么是负面情绪呢？在心理学上把沮丧、悲伤、悲观、痛苦、紧张、焦虑统称为负面情绪，而心理学家之所以会把这些情绪统称为负面情绪，是因为这类情绪不会产生积极的因素，会使人产生心理疾病，有时甚至会影响人们的正常生活和工作。

人一旦产生负面情绪，可以通过参加一些户外活动使自己得到放松；也可以通过对美好事物的憧憬和想象，让身心获得愉悦，而不是一味地抱怨生活的不如意。当然，不同的人在处理负面情绪时所采用的方法也会不同，有的人会蒙头大睡，而在睡醒之后他们就会感觉世间万物变得生机盎然了；而有的人却会选择按摩、泡澡、蒸桑拿等生理享受来抵制负面情绪的影响；对于大多数女性朋友来讲，购物是消除负面情绪影响的好方法。

一、悲观情绪只会让你变得更加颓败

每一种心态都是人们对于生活的不同看法。在现实生活中，每个人都会遭受不同程度的挫折和打击，从而产生悲观、抑郁等情绪。这些情绪是人们意志薄弱、心态不成熟的表现，往往会改变人们对环境的看法。悲观的人，一方面看不到自身的长处和优点，常常会因为缺乏信心和勇气而一事无成；另一方面他们会在内心进行自我否定，不能容忍自己的缺点和不足，从而长期处于迷失与失衡的状态。可以说，生活对于他们而言只剩下失败感、受挫感和痛苦。时间一长，就会使人产生不安、抑郁、心理失调等心理问题和疾病。

（一）通常来讲，导致人们悲观情绪产生的原因主要有三类：一是在日常生活、工作和学习中，人们所制定的目标没有办法实现，于是便产生了悲观情绪；二是社会因素所产生的挫折情景，如政治活动的波动，人际关系的不如意，经济行为的困难，生活习惯、风俗、人情、世情的影响等，都会使人产生悲观情绪；三是自身因素，如心理状况、生理状况、才智以及世界观、人生观和价值观等与理想中的状态之间的差距，也会引起人们悲观情绪的产生。

心理承受能力较差的人容易产生悲观情绪。而悲观的人往往觉得命运不公，常常怀疑自己的能力，在需要做重大决定时总是犹犹豫豫，并会选择一些消极的做法。悲观情绪会使一个人发生翻天覆地的变化——会使一个本来朝气蓬勃的人变得唯唯诺诺、喜怒无常、墨守成规、消极服从毫无社会责任心。

（二）悲观主义者的行为可分为以下三种。

1. 悲愤自残派

这些人一般为有识之士，他们想为社会或者人类做些有意义的事情，但是在现实生活中往往得不到满足，使他们一腔热血无处发挥，

以致他们会用自残的方式来引起别人的关注。

2. 遁世派

这些人因为厌倦了凡尘俗世，从而隐居山林，与飞禽走兽为伍、和高山流水相伴，修身养性，不愿与尘世中的俗人俗事同流合污。这类人通常经历过大悲大痛，因此看透尘世，选择归隐山林。

3. 消极放纵派

这派人大多是郁郁不得志的穷困诗人或者是胸无大志、玩物丧志的青年人，他们对生活没有太大的奢望，所以就用尽情享乐的方式来麻醉自己。他们整天怨天尤人、自暴自弃，甚至选择用消极的方式对待生活，从而使自己陷入痛苦的泥潭无法自拔。

（三）那人们要如何做才能消除悲观情绪呢？下面我就为大家介绍几种能彻底赶走悲观情绪的方法。

1. 寻找悲观情绪的来源

有些悲观情绪其实已经在人们心中根深蒂固，它的源头可能会追溯到幼儿时期。因为幼儿时期是人思想形成的时期，所以儿时的所见所闻会对人们的世界观、人生观以及价值观有很重要的影响。如果一个人在成长的过程中经历的事情大部分都是失败、失望以及背叛，那么这个人在长大以后就会用悲观的眼光看待这个世界。如果一个孩子的父母是悲观主义者，那么他就很难成为一个乐观主义者。总而言之，身处的生活环境是悲观情绪的主要根源，而悲观情绪也会随着环境的改变而发生改变。

2. 要正确地认识自己，使自己树立起自信

悲观的人往往看不到自己的优点和长处，在他们眼中自己是一个浑身充满缺点和不足的人。因此，如果想彻底克服自己的悲观情绪，就要对自己有个客观、公正的评价和正确的认识。在工作和学习中，不要总是盯着自己不足的地方，要多关注一下自己的优点和长处。在处理问题时，不要过分地贬低自己，认为自己的能力不足，从而处理不好这件事等。同时在客观评价自己的基础上，树立应有的信心，要有即使现在不能完美地完成任务，但是经过一番努力之后就可以很好地完成这件事的想法。一般而言，悲观情绪都是因为缺乏信心所导致的，所以一个人时刻保持自信，是他拥有乐观心态的前提条件。

3. 采取积极的态度思考问题

相比于客观主义者，悲观主义者在看待问题时往往会采用消极的态度，他们总是会把问题想得过于严重和复杂。他们在分析问题时只会看到事情的消极因素，而忽略事情隐含的积极因素。所以说，想要克服悲观情绪，在考虑问题时就必须换个角度。因为任何事情都是有两面性的，用积极乐观的态度来面对和处理生活和工作当中的困难和挫折，就是要学会用心观察每件事情好的一面、积极的一面，这样就可以使自己的心情变得愉悦，从而使自己变得开朗乐观。

4. 要有宽阔的心胸

在现实生活中，悲观的人总是盲目地自责，即使和自己毫无关系的错误，他们也会从中找出与自己有关的地方，并由此认为这件事是因为自己才出现错误的。悲观的人通常对自己缺乏宽容，没有宽阔的心胸，习惯性地把简单的事情想得过于复杂，很容易使自己陷入悲观情绪当中无法自拔。因此，想要彻底消除悲观情绪，就必须让自己的心胸变得开阔，用一种大度的心态处理事情，从而使自己变得快乐。

5. 要有点阿Q精神

前面提到过，悲观主义者容易把简单的事情复杂化，使自己处于紧张、焦虑的状态，加重自己的思想负担。而那些乐观主义者正好与之相反，他们会把复杂的问题简单化，喜欢用轻松乐观的态度看待问题，甚至会有些阿Q精神，即便是出现了失败和错误，他们也不会过于自责或者认为是自己能力不足造成的失败。正是因为这种阿Q精神，让乐观主义者变得越来越乐观，从而不被悲观情绪困扰。

6. 接受事实，适应环境

在现实生活中，当人们遭遇到重大挫折或者无法挽回的事件时，难免会产生悲观情绪。但是这时人们要清楚地认识到：悲观情绪是解决不了任何问题的,它只会让自己变得更加颓败。既然这样,那还不如勇敢地面对事实,让自己快速地摆脱悲观情绪的困扰,适应环境的改变,调整好心态,重新规划自己的未来,用积极乐观的态度面对生活和工作。

7. 在生活中制造欢乐

由于在人际交往中有所顾忌,悲观主义者就会由此放弃娱乐享受。这种状况很容易使悲观主义者患上抑郁症。为了改善人际交往状况,可以尝试着把一些令人感到愉快的活动安排到日常生活中,如和老朋友聊天、参加社交活动、学习一项新的技能或者做一些自己喜欢做的事情。据科学研究表明:人的行动可以影响情绪,甚至会改变情绪。当你感到悲伤时,试着改变自己的一些习惯,如要轻快有力地走路而不是拖着脚走路;要挺胸抬头地坐着,而不是垂头丧气地坐着;脸上要时刻保持微笑,而不是整天愁容满面。这些都有利于人们的情绪的改善,从而使人体验到生活的快感。

文静是一个性格内向的女孩,她整天一副闷闷不乐、郁郁寡欢的样子。家里人因此非常着急,但却不知道怎样帮助她。据文静的家人回忆,文静在小的时候是个活泼开朗的女孩,但在文静5岁时,爷爷在给文静买糖的路上出车祸身亡,从此以后文静就变得沉默寡言——她总是认为是自己害死了爷爷。显然,文静是因为爷爷的死亡而产生了悲观情绪。其实,在现实生活中像文静这样的人还有很多。他们面对问题时不能正确地看待现实,总是过于自责,而只要他们能换一个角度看待问题,自然会变得开朗起来。

人在遇到不好的问题时都会产生悲观的情绪,而这种情绪只会让人变得更加颓败,所以这时人们就有必要采取一些有效的办法来克服悲观情绪。

二、扭动消极情绪需要给心灵洗个澡

正所谓"天有不测风云，人有旦夕祸福"。在现实生活中，人际关系的紧张、事业的不顺心、感情突变等都会使人产生消极情绪，从而患上抑郁症。那如何在面对这些突发状况时，做到临危不乱、处之泰然呢？对此，乐观的心态起非常重要的作用。因为"心态决定未来和命运"，而乐观不仅是一种心态，更是一种涵养，也是对人生的一种透视和领悟。16世纪法国著名的启蒙教育家蒙田曾说过："人生最伟大的艺术，就是将快乐的思想发挥到极致。"而英国著名哲学家培根曾经说过："精神上的空缺是学问无法弥补的，唯有快乐才能将之弥补。"这两位哲学家的思想从侧面告诉我们两个方面的道理：一是，乐观的人生态度可以激发出无穷无尽的生活智慧；二是，卓越的智慧会使人们乐观的人生态度变得更加坚定。以下几种方法可以让快乐的心态陪伴我们一生。

（一）心态上的调适

人们之所以会产生消极情绪，是因为人们不能及时调适心态。想要有效地调适心态，人们必须做到以下几点。

1. 学会及时调整好自己的情绪，让自己时刻保持乐观的心境。生活中充满了悲欢离合，酸甜苦辣，没有必要太在意，也没有必要过于苛求，更没有必要怨天尤人，因为世界上没有一件事情能让所有人都感到满意。

2. 不盲目攀比，不嫉妒别人。不管是在工作中还是在某项比赛中，只要自己尽力了，就没有不必要对不理想的结果过于自责。而虽然自己目前所处境况有很多不足，但只要自己有信心加以改进，就会收获乐观的心态。

3. 没有必要过于在意别人的评价或者自己在别人心目中的形象。

德国著名哲学家叔本华曾经指出:"人的焦虑和困扰有一半以上是源于担心别人怎么看自己,其实,这些都是徒劳的,因为每个人都是一个独特的存在。人与人之间的不同,才让这个世界变得丰富多彩。"张国荣也在歌曲《烟火》中唱到:"我就是我,是颜色不一样的烟火"。良好的形象需要依靠自己的言行来树立,而不是依靠别人的评价。在人生的旅途中选择一个适合自己的奋斗目标,并坚定不移地为之奋斗下去,即使在过程中会遭受到别人的不理解甚至嘲讽,只要坚定信念最终也会取得成功。在前进的过程中出现失误,也不要试图以此来博取别人的同情,而应该默默地积攒能量,重新规划,向目标再一次发起进攻。

4. 不要被功名所累。荀子在其著作《荀子·子道篇》中提到:"小人其为得也,则忧不得;既已得之,犹恐失之。是以有终身之忧,无一日之乐也。"每个人都会有功利之心,也都向往功成名就,但要用正确的观点和心态来看待功利之心。首先,这是人生存的本能所使然,也是在后天环境中培养而得。社会中的种种现象和"烙印"都与人的熏陶有密切的关联。在现实生活中,要想不被功名利禄所诱惑是一件非常困难的事情。如果想看透它更是难上加难。经历过人生起伏的人都会知道这样的道理:如果想要在尘世当中放下世俗心,用一种乐观豁达的心态来看待自身和身外之物,不是仅靠满腔热情就可以做到的,毕竟没有一个人生下来就会看破红尘。人只有用心生活了,经历过大彻大悟、希望破灭后,才能拥有大智慧,才能做到真正地看破红尘,而不为功名利禄所困扰,也不会盲目地追求时髦而忘记自己本来的面目,这样才能在面对世间的挫折、困难或者不公平的事情时,保持内心的平静,做到"不以物喜,不以己悲",才能不被消极情绪所困扰。

(二) 音乐疗法

科学研究发现,音乐可以对人的情绪产生很大的影响,正如五月天有首歌叫做《悲伤的人别听慢歌》。医学上认为人体是由若干个震动系统构成的，如脑波的波动、心脏的跳动、肠胃的蠕动等，而音乐本身也是一种震动。医学界研究证明，当人们听音乐的时候，人体内的器官会和乐声的震动产生共振，此时人体就会分泌出一种生理活性物质，这种物质有促进血液流动和调节神经的作用，可让人富有活力、朝气蓬勃。

换而言之，当音乐的节奏和人体细胞的震动相一致时，音乐就会对人的情绪有所影响，并使人产生一种舒畅的感觉。音乐对人体器官的影响是一种直接的物理作用，能对人体内的每个器官的功能活动产生有效的调节作用，从而使人达到最佳的精神状态。当然，节奏不同的音乐会使人体分泌出不同的荷尔蒙。

（三）食物疗法

据科学研究发现，人的情绪和饮食习惯有密切的联系——有的食物可以使人变得快乐；有的食物会让人变得焦虑、忧伤、悲观、愤怒，甚至狂躁和恐惧。有些食物之所以可以帮助人解忧，使人得到感官上的快乐和心灵上的慰藉，是因为在人的大脑中有一种名叫血清素的物质，而这种物质的主要功能就是解除焦虑、镇定情绪，某些食物恰好能够促进人脑中血清素的分泌，从而给人带来快乐的情绪。可以促进血清素分泌的食物有以下几种。

1．深水鱼　据科学研究发现，深水鱼中富含大量的 Ω-3 脂肪酸，这种脂肪酸具有调节心情的作用，可以缓解并消除人们心中的焦虑感。

2．香蕉　香蕉中含有一种生物碱，可以振奋人的精神提高人的自信，而且香蕉中富含大量的维生素 B 族和色氨酸，这些物质都可以帮助大脑减少抑郁情绪。

3．葡萄柚　葡萄柚不仅香味浓郁，还有净化繁杂思绪、提神醒脑的功效。它所富含的维生素 C，不仅是参与人体制造肾上腺素、多巴胺等兴奋物质的重要成分之一，还可以维持红细胞的浓度，增强人体的抵抗力。

4. 菠菜　菠菜除了富含大量的铁物质以外，还有人体必需的叶酸。如果人体缺少叶酸，患有精神疾病，如抑郁症、老性痴呆的概率就会增大。研究发现，那些体内叶酸摄取量严重不足的人，五个月后往往就会出现失眠症状，并伴有躁狂和健忘等症状。

5. 樱桃　科学研究发现，樱桃中含有一种名叫花青素的物质，可以有效减少炎症。北京大学医学人文研究院的吴任刚教授认为，20粒樱桃所起的消炎作用要比阿司匹林好得多。《新华日报》曾经报道：长期面对电脑工作的人会有肌肉酸痛、头痛等职业病，而经常食用樱桃就可以有效改善这种情况。

6. 大蒜　德国有一项有关大蒜对降低胆固醇是否有效的问卷调查，调查发现，人们在吃了大蒜后就不易疲倦，焦虑感减轻，并且躁狂现象也有所缓解。

7. 南瓜　南瓜所富含的铁物质和维生素B，能使人在食用以后变得心情愉快，而铁物质和维生素B可以帮助人体内的血糖转化成人体所必需的葡萄糖。众所周知，葡萄糖是人脑所必需的"燃料"，可以帮助人体维持旺盛的精力。

8. 低脂牛奶。美国的一项研究发现，让患有经前综合征的女性每天服用1000毫克的钙片，三个月以后，3/4的人的症状会有所缓解，焦虑感和暴躁症状也会有所缓解，而低脂或脱脂牛奶中含有大量的钙元素。

三、让正面情绪占据制高点，就不会受抑郁症的困扰

悲观、抑郁等负面情绪长期占据情绪的制高点，而乐观等正面情绪长期处于情绪的下风是导致人们患上抑郁症的主要原因。保持情绪的乐观对于有效治疗抑郁症有重要的帮助。通常来讲，一个性格乐观的人是不会受到抑郁症的困扰的。"笑一笑，十年少"，乐观的情绪不

仅可以使人保持心情愉快，同时还会使人保持身体健康。那么，乐观对人们究竟有很么意义呢？

（一）乐观是心胸豁达的表现

"比大地宽广的是天空；比天空更宽广的是人心。"在现实生活中，真正的强者是那些心胸豁达的人，而乐观就是他们面对困难和挫折时最强大的武器。乐观的人能够以一颗平常心面对生活中的不如意，能够有效地控制自己的情绪，从而掌握自己的命运。我国领导人邓小平先生就是一个心胸豁达的人，1984 年联邦德国总理访华时就曾问他"长寿的秘诀"，当时已经 80 岁高龄的他是这样回答的："保持乐观的心情是我长寿的秘诀，我始终认为即使天塌下来，有那些个儿高的人顶着。"

乐观的人即使在遇到一些突发事件时，也能够快速做出反应，并找到正确的解决办法，重新制定生活方案。乐观的人是永远不会对生活或者工作感到失望或绝望的，他们总是会在一系列糟糕的事情当中看到机会和希望。正如 EQ 中所说：乐观心态激发希望，悲观的心态却可以扼杀希望。

（二）乐观是保持身体健康的不二法宝

英国的一项科学研究表明，人类自然寿命为 130~170 岁。但现实生活中，却很少有人会活到这个年龄。各国科学家在进行了大量的科学研究后，开始承认这样的事实：人的寿命和身体健康除了"生物模式"，还和"心理、社会医学模式"有很大的关系。江苏省如皋县被人称作长寿之乡，生活在那里的老人的平均寿命在 90 岁以上，而"百岁老人"更是多达六十多人。其中，130 岁高龄的长寿老人在接受江苏电视台采访时将自己的长寿秘诀总结为一句话："保持乐观的心态生活。"

美国著名社会心理学家马斯洛在经过长时间的调查研究后发现，导致人类活不到自然寿命的另一个主要原因是绝望心理的产生。他在调查中还发现，老年人在遇到重大变故如失去亲人等的半年内，死亡率比同龄人要高出 5~6 倍。对此，科学家也给出了相应的解释：悲观的情绪可降低人的免疫功能。此外，科学家还指出情绪不仅是一种心理体验，同时也是一种人体内化学物质分泌的过程。所以悲观不仅可以造成新陈代谢功能的失调，如心律不齐、血压升高、消化功能紊乱等，还会破坏内分泌系统导致人的免疫功能下降。相反，乐观向上的心态可以使生病的人忘却生理的疼痛，对生理疾病的治疗产生积极的影响，在一定程度上延长患者的寿命。

（三）乐观的生活态度能促进人际关系和事业的发展

在人际交往的过程中保持乐观、豁达的生活态度，会很容易收获别人的理解和友情。拥有乐观心态的人会时刻充满活力，与社会的发展步伐保持一致。他们因为自己的心情舒畅，在与人交往的过程中会表现得格外谦虚，而且会更加理解和尊重别人，这自然会使他们收获别人的理解和尊重，从而使他们拥有和谐、融洽的人际关系。

乐观的人即使在生活中遇到挫折，也不会轻言放弃，他们会用乐观的心态去面对暂时的失败，从而使自己产生一种积极向上的进取力量。这种力量会促使他们积极想办法解决问题，并最终取得成功。特别是对于女性朋友来讲，保持乐观的心态可以使她们以更加饱满的精神在从事的行业中开辟新天地，同时收获更加积极乐观的心态。

（四）乐观是面对挫折时最好的应对武器

在现实生活中，乐观的心态会使人们坚信所遇到的情况会有所好转。从 EQ 角度来看，乐观的心态会使处于困境当中的人不会深陷沮丧、冷漠、无力感等消极情绪中。美国堪萨斯州大学心理学专业教授施耐德通过观察和对比发现学生的考试成绩与其心态是否乐观有很大关系。同样是把某科成绩定为 80 分但却只考了 60 分，心态不同的学生，会做出不同的反应：心态乐观的学生会暗自下定决心要更努力地学习，并制定一个具体的学习计划，争取下次考到 80 分；心态次乐观的同学虽然也会想到一些弥补的方法，也会制定具体的学习计划，但是缺少执行的毅力，经常会半途而废；心态悲观的学生就会从此一蹶不振，对学习失去兴趣和信心。

美国宾州大学心理学教授马丁·沙里曼在研究乐观心态对人的激励作用的重要性时，在一家保险公司做了为期一年的调查研究后发现，那些在乐观测试当中取得高分的业务员的业绩要比那些悲观型的业务员在第一年高出21％，第二年则会超出57％。沙里曼教授同时发现，当被潜在客户拒绝时，悲观心态的业务员会产生"我不适合干保险这一行，我一张保单都不会卖出去"的想法，而心态乐观的业务员则会想"我的方法可能不对"或者"我的客户现在心情不好，等他（她）心情变好的时候一定会买我的保险的"。

（五）那么，人们怎样才能保持乐观的心态呢？这就要求人们做到以下几点。

1. 时刻保持微笑　我国有句话叫做"笑能治百病"，这句话虽然有些夸张的成分，但是并非没有科学依据——英国惠灵顿医院的一项调查报告显示：笑可以促进肺部扩张，加快血液循环。

2. 让自己变得幽默　幽默可以使人快乐，可以使人从容应对生活中诸多烦恼、不快，甚至悲伤、痛苦的事情。

3. 转移自己的注意力，忘记不愉快的事情和经历　在现实生活中，广泛培养兴趣爱好，不仅可以丰富业余生活，保持健康乐观的心态，同时也可以将其当成一种缓解焦急情绪的手段。

4. 多参加一些有益身心健康的文体活动　参加文体活动可养成活泼开朗、积极进取、乐观向上的人生态度，在平凡的生活中创造快乐的源泉，谱写快乐的人生篇章。

5. 不要对周围的人提不切实际、过分的要求，并在心中提醒自己快乐的核心是满足。

6. 用欢声笑语促进与他人之间的关系，偶尔可对他人讲几段笑话或者模拟相声、小品当中的片段。

7. 在别人试图激怒你时，进行自我暗示："我是一个冷静的人""冲动是魔鬼"或"生活是如此的美好，我不该如此暴躁"。

8. 在患病时，特别是关乎性命的疾病，要在心里告诉自己："快乐地过一天要比悲伤地过一年都有意义。生命的意义不在于它的长短，而是在于是否有价值。"

可以说，只要人们能够做到以上几点，就可以让正面情绪占据自己的情绪的制高点，从而不受抑郁症的困扰。

四、神经系统的信息传递功能

悲观情绪是引发抑郁症的主要原因之一，而现代科学认为抑郁症的产生也和人脑内的神经系统的用于传递信息的神经递质紊乱有关。所以各国科学家大胆地推测，人之所以会产生悲观情绪，可能是和人脑内用于传递兴奋的物质不足有关。科学家们认为，在神经系统内含有很多形态各异、功能不同的神经元，而神经系统就是通过这些神经元与效应细胞或神经元与神经元之间所建立的突触联系，来实现对人体各个系统和感官的精细调节的。

神经系统内含有神经胶质细胞和神经细胞两大类细胞。其中，神经细胞又叫做神经元，是构成神经系统的功能和结构的基本单位。人类中枢神经系统内有数以万计的神经元，它们在形态和体积方面存在很大的差别，但是大部分的神经元都由突起和胞体构成。下面我们就来了解一下神经系统的具体情况。

（一）神经元的结构和功能

神经元的突起可分为树突和轴突两个部分。一个神经元只有一个轴突，但是会有一个或多个树突。在轴突的末端分成若干个分支，每个分支末梢膨大部分被称之为突触小体。轴突和感觉神经元的长树突外面有神经膜或髓鞘，被称之为神经纤维，其末梢被称为神经末梢。神经纤维又可分为无髓神经纤维和有髓神经纤维，数以万计的细胞紧紧地包裹着有髓神经纤维。

神经元的主要功能是传递信息和接受刺激。总的来说，神经元的突触和胞体接受到的外界信息都是由细胞进行整合，然后通过突触将整合好的信息传递给另一个神经元或效应器。另外，还有少数的神经元在接受到信息以后，会分泌某种激素，将神经信号转化为液体信号。

轴浆指的是神经元突触内的胞质，在突触末端和细胞之间流动，主要功能是进行物质运输。而轴浆运输指的是借助轴浆在轴突末端和细胞之间的物质运输现象，其具有双向性，包括逆向转运和正向转运。自胞体向轴突末梢之间的运输是正向运转，而逆向运转指的是由轴突末端到细胞的物质运输。其中，正向转运又被称为顺向转运，又可分为慢速转运和快速转运。一些酶类和骨架结构是通过慢速转运进行运输的，而快速转运通常用于含有递质的囊泡从胞体到神经元末梢的运输。轴浆运输有两大特点：一是耗能；二是运输的速度是可以调节的。所以说，轴浆运输对维持神经元的正常功能和结构有非常重要的意义。如果结扎神经纤维，结扎部位就会有物质的堆积，当切断突触时，则会引起轴突近端甚至远端胞体的变异。

（二）神经纤维的功能

传导兴奋是神经纤维的主要功能，在神经纤维上传递的动作电位和兴奋被称为神经冲动。不同的神经纤维，其传导兴奋的速度也大不相同。总的来说，无鞘神经纤维的直径比较细，所以传导兴奋的速度比较慢；有鞘神经纤维的直径比较粗，所以传导兴奋的速度比较快。

传出神经纤维除了传出冲动和兴奋以快速调节其所支配组织的活动以外，还可以通过其神经末梢不间断地释放某种物质，持续调节受其支配的组织的新陈代谢功能，进而影响这些组织的生理功能和结构，而这种作用被称为神经的营养性效应。神经纤维中大量的营养因子借助轴浆运输，由胞体流向轴突末梢，然后由末梢释放到其支配的所有组织当中。患有脊髓灰质炎的患者，其脊髓前角运动神经病变并由此丧失主要功能，导致其所支配的骨骼肌发生萎缩。曾经有位医生做过这样的实验：让脊髓灰质炎的患者持续用局部麻醉的方法阻断神经冲动传导，仍不能引起其所支配的肌肉发生新陈代谢的改变。这个实验表明神经的营养性作用和神经元冲动没有任何关联。

（三）神经细胞上兴奋的传导

在神经系统中，不仅是神经元之间可以传导兴奋，神经细胞同样可以传递兴奋因子。动作电位一旦在神经细胞的某一点产生，如果在受刺激部位不受到限制，那么动作电位就会沿着细胞膜向四周扩散，直到充满整个细胞为止。这种在同一个细胞上产生的动作电位传播被称为传导，而在神经纤维上传导的动作电位又被称为神经冲动。当神经细胞受到刺激时，细胞壁发生动作电位的部位膜内带正点，膜外带负点；而安静部位则是膜内带负点，膜外带正点。于是，在膜的兴奋部位与静息部位之间就出现了电位差。正是由于这种电位差的驱动，才使膜外正电荷由静息部位向兴奋部位移动；膜内的正电荷由兴奋部位向静息部位移动，由此形成局部的电流。在这局部电流的作用下，导致静息部位的膜发生去极化，静电膜电位绝对值减少，当达到某个数值时，该静电部位随即发生动作电位。于是，兴奋由最初部位传导到相邻的部位，此过程的连续发生，会使整个细胞膜依次产生兴奋，并完成兴奋在整个细胞内的传导过程。

神经冲动是通过局部电流的作用沿细胞膜向周围扩散的。神经冲动在神经纤维上有以下几点特征：①完整性。神经纤维只有在其功能和结构都完整的情况下才能传导兴奋，如果神经纤维受损、局部使用麻醉时或被切断时，兴奋传导就会受阻。②绝缘性。一个神经纤维径干可以同时向多条神经纤维传导兴奋，且互不干扰。③双向性。人为地刺激神经纤维上的任何一点，只要刺激的强度足够大，所引起的兴奋就可以沿着神经纤维同时向两端进行传播。④相对不疲劳性。连续数小时甚至十几小时的电刺激，神经纤维仍能保持高度的传导兴奋的能力。

（四）神经细胞的兴奋和信息传递

　　细胞对刺激所产生的反应过程被称为兴奋，在现代医学上，兴奋被看作是动作电位的同义词或动作电位产生的过程。神经细胞在接受一定强度的刺激后都能产生动作电位，其结构基础是神经纤维激活而产生的动作电位。然后再通过某种中介过程引发其特有的反应，如递质的释放、某种激素的分泌。

　　如果神经系统内的信息传导功能受损，就会导致悲观情绪的产生。在这种情况下患上抑郁症的患者，仅靠心理治疗是不能消除抑郁情绪的，所以在抑郁症患者产生悲观情绪时，需要采用药物治疗为主，心理治疗为辅的治疗手段。常见的治疗抑郁症的药物有：5-羟色胺再摄取抑制剂、多巴胺、抗胆碱能药物等。其中，5-羟色胺再摄取抑制剂、多巴胺和抗胆碱能药物具有相同的功能，都能弥散性调节神经系统的神经联系和功能。

第 五 章

抵制躁狂发作

——让内心重拾"海阔天空"

躁狂抑郁症在医学上被称为"双相心境障碍"，是指患者一段时间处于抑郁状态，一段时间处于躁狂状态。患者在躁狂期，通常表现为精力充沛，情绪高涨且易被激怒，严重时表现为急躁，睡眠减少，有时还会出现思维放空、对事情粗心大意，以及容易冲动做出一些不理智的事情或者出现夸大的语言。在 DSM-Ⅳ 中具体描述了两种类型的双相心境障碍。它让人们明白患有双相心境障碍的抑郁患者不仅会表现出抑郁的症状，也会出现躁狂的症状，至于是躁狂先发生还是抑郁先发生，对于双相心境障碍的分类并没有影响。

在治疗的过程中，医生不排除任何患者患上双相心境障碍的可能性，而遗传是造成患者患有双相心境障碍的主要原因。患有双相心境障碍，即躁狂抑郁症时，应当理性对待。一般来说，对付躁狂抑郁症的最有效方法就是分散患者的注意力。当然，患者也要对躁狂抑郁症有一个正确的认识，不要将其视为"洪水猛兽"，这样才会达到理想的治疗效果。

一、躁狂抑郁症，一种特殊的抑郁症

（一）躁狂抑郁症的定义与分型

通常情况下，人们会将以往出现过狂躁情绪的"抑郁症"称为"躁狂抑郁症"，在医学上称其为"双相心境障碍"。有时会有人觉得轻度的躁狂其实也挺不错的，当然只有那些有过类似经历的人才能理解这句话的含义。当一个人处在轻度躁狂状态时，不需要很多的睡眠也会精力充沛、思维敏捷，有足够多的精力去做更多的事情和工作。对此，心理医生建议，如果不是突发的躁狂，就不必到医院进行治疗。

在 DSM-Ⅳ 将躁狂抑郁症定义为：

1. 在一段时间内出现明显异常且持续时间较长的情绪高涨、狂躁或者容易冲动等情况，并且这段时间一般在一周以上。

2. 在躁狂抑郁症发作期间，出现以下症状中的任意三种或者三种以上，就可认定为严重躁狂抑郁症。

第一种，自尊在短时间内快速膨胀，或者狂妄自大。

第二种，睡眠时间大幅度降低，但是不影响第二天的精神状态（如每天只需要 3~4 小时的睡眠时间就可以）。

第三种，比平时状态下表现得更为健谈，或者会强制性地逼迫自己不断地说话。

第四种，思维活跃，在主观上感觉自己的思维就像一匹脱缰的野马，一发不可收拾。

第五种，注意力很难集中在一件事上，事先制定好的计划很容易被一些无关紧要的小事所打乱，或者在做事情时很容易将注意力转移到其他事情上，不能长时间集中注意力完成一件事。

第六种，热衷于目的性强的社交活动，如工作、学习、人际交往等，或时常感到心绪不宁，惶惶不可终日。

第七种，频繁地参加有潜在危险的活动或者进行一些会产生不良后果的行为，如参加赌博、进行不理性的商业投资等。

上述七种症状与人的心智在"高速运转"是极为相似的。躁狂抑郁症患者无论是在身体上还是在精神上，都时刻保持极为兴奋的状态，就像服用了兴奋剂一样，但多数情况下，患者不会承认自己已经患病的事实并乐在其中。

在心理学上将双相心境障碍分为Ⅰ-型双相心境障碍和Ⅱ-型双相心境障碍。Ⅰ-型双相心境障碍是指那些曾经有过躁狂抑郁症经历的患者，而大多数患有Ⅰ-型双相心境障碍的人通常先出现躁狂的症状，抑郁的症状往往是发展到后期才会出现。

Ⅱ-型双相心境障碍患者至少有一次抑郁症状或者轻躁狂症状。这里所讲的轻躁狂是一个专业学术名词，意思是"低于躁狂"，即它的程度或者影响远远达不到躁狂。轻躁狂相对于躁狂抑郁症就像消极的情绪对于抑郁症一样，两者在程度和影响上或许有所不同，但是所表现出的症状是相同的，只是轻度狂躁在发作时没有那么大的影响和破坏力，不会影响患者的社会功能和职业特性，也不会对患者的生活产生太大的影响，所以患者就没有必要入院进行治疗。

（二）躁狂抑郁症的治疗原则

躁狂抑郁症的主要特征表现为躁狂和抑郁的交替出现，因此在治疗的时候要分时段进行治疗。按照中医理论，大部分的躁狂是由于患者的外感引起的，而且这一观点已经被证实。在治疗时，应该以祛邪为主，使患者在短时间内消除烦躁心理，起到镇静安神的效果。如果是由于脏功能所引发的，则需要以养心安神为主，使其恢复原有的身体功能。而抑郁症的根本病因是由于不良情绪在心里的累积得不到发泄，所以在治疗时应当遵循理气开郁的原则，但对于一些气血不足的患者，应以滋补疗法为主。而医生也要根据患者的具体情况制定具体的治疗方案。

躁狂抑郁症的治疗过程可以分为调摄护理和治疗，并应注意以下两个方面。

第一，遗传是躁狂抑郁症发生的主要原因

调查资料表明，如果夫妻双方都存有精神或心理方面的疾病，那么他们所生的子女患有躁狂抑郁症的概率是普通人的一倍。所以，在没有彻底根治精神疾病或者心理疾病时，应尽量避免生育。想要从根本上降低躁狂抑郁症的出现概率，就必须在基层群众中大力宣传和普及精神疾病和心理疾病方面的相关知识，发动基层群众，进行群防群治。要在农村采用定期检查和建立家庭病房相结合的方法，做到早发现早治疗，只有这样才能从根本上降低躁狂抑郁症的概率。在调摄护理期间，要加强患者对预防复发重要性的认知和理解，同时要对那些已经出院的患者进行定期复查和电话访问，以此指导他们正确地生活、劳动、学习，按时服药，从而降低他们的复发率。劝导患者在生活中切忌饮酒、抽烟以及食用过于辛辣的食品。

第二，医院应该将躁狂抑郁症患者放在单独的房间进行护理，以免患者在发病时伤及其他患者

患者所住的房间应当宽敞明亮，且光线要柔和，以让患者感到舒适和安静，并使之心情舒畅，这样才能有效地缓解患者的躁狂情绪。在护理期间，要密切关注患者的病情发展情况，并熟悉其发病规律，力争将其每次出现的躁狂症状扼杀在摇篮当中。由于躁狂抑郁症患者在发病时会出现自伤、伤人、破坏物品等暴力行为，因此，护理人员在处理发病患者时，应该大胆、镇静，机智果断地采取有效措施将患者制服，以免发生意外。而在对其进行日常护理时，应该加强对其生活的护理，促使他们定期地洗头、洗澡，做好保暖工作，保证其每天的进食量，确保其营养的均衡，适当延长患者的睡眠时间，提高患者的生活自理能力。

目前，躁狂抑郁症的治疗方法有很多种，药物治疗是其中比较常见的一种。药物治疗可以有效地将躁狂抑郁症的症状进行阻断，减少患者自杀的风险，提高其生活能力。经调查发现：有40%～75%的患者在接受药物治疗以后都能恢复正常的生活，并具有较高的适应能力。将药物治疗和心理治疗相结合可以有效地治疗躁狂抑郁症且有效地降低其复发率，提高当前的治疗水平。科学调查研究表明，一个人发病次数越频繁，他被治愈的可能性就越低。错误、不恰当的治疗都会增加治疗的难度。如果将一个躁狂抑郁症误诊为简单的抑郁症，让其接受普通的抗抑郁的药物，可能会使患者走向另一个极端，导致患

者躁狂症状的加重，使情况变得更加糟糕。

认真细致地诊断不仅可以有效避免诊断上的失误，也为以后选择最佳的治疗方案，进行有效治疗打下基础。躁狂抑郁症患者可能会出现多种临床表现，在治疗的不同阶段需要选择不同的药物进行治疗。

二、过度兴奋后就需要给狂躁的心"泼冷水"

躁狂抑郁症是一种常见的抑郁症。不同于其他类型的抑郁症，躁狂抑郁症会表现出多种症状，而且其治疗的难度也比较大。这类患者的心理因素是诱发这些症状的主要原因，所以躁狂抑郁症不像其他类型的抑郁症那样有很长的潜伏期，其发病的主要特点是时间短、危害大。如果不及时治疗，患者会有自杀的想法或行为，有时甚至会伤及他人。患者应了解躁狂抑郁症的具体症状，以便根据自身病情进行准确判断，一旦发现自己得了躁狂抑郁症，就要立即入院接受治疗，以免病情加重。那么，躁狂抑郁症具体有哪些症状呢？下面就为大家介绍几种常见的躁狂抑郁症的症状。

（一）躁狂抑郁症的症状

1. 运动神经过于兴奋

躁狂抑郁症患者不像其他类型的抑郁症患者那样喜欢独处，他们往往兴趣广泛，愿意与人交往，好打抱不平，爱管闲事，但往往会意气用事，做事不计后果，任性而为。有异于常人的精力，即使是整天不停地活动、运动，也不会感到疲倦，整个人就像是上了发条的机器人一样。

2. 自我感觉良好，甚至自恋

处于轻躁狂期的患者，心境过于高涨，而且自我感觉良好，会出现以前从未有过的感觉，如充沛的精力、敏捷的思维、健康的身体。这些看似正常的状态，会让患者不能正确地评价自己，过度抬高自己的才智、地位，变得自命不凡。

3. 情绪波动大

有异于普通抑郁症患者的躁狂心理体验，是躁狂抑郁症的典型症状。在发病期，患者不会出现郁郁寡欢、愁眉不展的情况，相反，他们会表现出洋洋得意、精力充沛，并且自视过高。但是，他们的情绪波动也比其他类型患者高出很多，他们的情绪极不稳定，有时会因为一些琐碎的小事而大发雷霆，有时会因为意见被驳回或者所提的要求没有被满足，而暴跳如雷，甚至会出现攻击他人或自残的行为。另外，这类患者在发病期间也会出现心情不好的情况，但是由于持续的时间过短，所以往往会被患者忽略。

4. 思维联想异常活跃

患者脑海里会经常蹦出一些奇怪的想法，并会想方设法地去实现它们。比如说，患者可能会突然想去森林探险、蹦极、滑雪等，虽然这在其他人看来非常奇怪，但他们却乐在其中，并乐此不疲。患者用于联想所花费的时间也会大幅度缩短，脑海中形成的概念会络绎不绝地出现，而且患者在谈论这些概念时，声音洪亮，滔滔不绝。有时患者会出现思维跳跃的现象，谈话容易受周围环境和谈话本身的影响，出现概念、观念相互混淆的情况，比如说在和他们聊诗歌时，他们会因为聊到有关白雪的诗句，把话题转移到冬天下雪、打雪仗等话题。

（二）躁狂抑郁症患者自我调节方法

通常情况下，患者情绪上过度兴奋也会引起躁狂抑郁症的产生，患者想要从根本上根除躁狂抑郁症，就得学会给狂躁的心"泼冷水"，使自己快速地冷静下来。那患者如何才能让自己快速地冷静下来呢？下面就为大家介绍几种具体的方法和步骤。

1. 倾诉

通过和家人或者朋友的沟通，让他们指出自己存在的异常行为，正所谓"当局者迷，旁观者清"，在出现问题时，患者通常是不会意识到自己已经出现问题的，而身边的人可能早就察觉到了异常，只是碍于面子不好意思提出而已。这时，患者应当主动地和身边的人进行交流，以便从中及时发现自己的异常情况和行为，并改正。

2. 将多余的想法写在纸上

躁狂抑郁症患者的最大特点就是有很多的想法，并付诸行动。这就很容易导致患者出现思维紊乱的现象，加重躁狂的症状，为治疗增加了难度。所以，有效地控制这些想法的产生，对躁狂抑郁症的治疗有很大的好处。那么，患者该如何控制想法的产生呢？首先，患者应自己控制这些想法的产生，让大脑变得忙碌起来，缩短自己胡思乱想的时间；其次，患者在出现很多种想法时，不妨先把这些想法写在一张纸上，认真、仔细地分析，以明确以自己目前的时间、经济状况，哪些想法是可以马上实现的，哪些想法可能要等一段时间才能实现，哪些想法是根本无法实现的。利用这种方法可以减少患者冲动行为的发生，从而有效地缓解患者的躁狂症状。

3. 在行动或做出决定之前，多问自己几个"W"

易怒、易冲动、胜负心强，都是躁狂抑郁症患者的主要特征。在人际交往过程中，患者容易因为一些小事变得异常兴奋、激动，造成一些严重的后果。患者在情绪激动时，不妨多问自己几个"W"。如什么（What）：这样做会产生怎样的后果？会给自己、家人或朋友的生活造成怎样的后果？这个决定或想法是否存在不切实际的地方？时间（When）：自己是否有时间或者经济状况是否允许实施这个计划？会不会影响自己的正常生活或者工作？原因（Why）：朋友或家人为什么不支持这个决定或者想法？为什么自己变得这么容易冲动？这个问题有没有其他解决的方法？通常，患者通过这种向自己提问的方式就能使自己冲动的情绪冷静下来。

4. 足够多的睡眠

虽然有很多躁狂抑郁症患者即使没有足够多的睡眠，也能保持一个良好的精神状态，但是人毕竟不同于机器，如果长时间没有得到很好的休息，总有一天会出现这样那样的问题。而且在睡眠严重不足的情况下，人会变得异常暴躁，甚至身体机能开始下降。所以，患者要养成一个良好的睡眠习惯。这对于抑制躁狂抑郁症的症状有良好的效果。

美国纽约大学精神医学研究中心的一项实验报告显示：人在睡眠期间，大脑是处在一个完全休眠的状态的，会停止所有的思考行为，有助于人的情绪和思维的调整。所以当你觉得情绪过于兴奋或者没有办法进行决策时，不妨蒙头大睡一觉，这样不仅可以让你从极度兴奋的情绪中摆脱出来，而且一个清醒的头脑会让你更好地面对、处理、解决问题。

5. 保持良好的心态

患者拥有一个平和的心态是控制躁狂抑郁症的基础，这样患者也就不会出现易怒的情况。因为良好的心态可以让人在遇到不公平或者问题时，冷静地思考问题，采用正确的途径解决问题，用理智来战胜冲动的情绪，做情绪的主人，而不是被不良情绪所控制。

精力充沛有的时候可以帮助人们处理更多的工作，但是精力过于充沛则不是一件好事。所以说，想要保持身心健康，就必须要有一个处事不惊的良好心态。为不公平的事打抱不平是一件值得人称赞的事情，但是不经思考的打抱不平往往会好心办坏事，最终费力不讨好，有时还会给人留下有勇无谋的印象。

躁狂抑郁症患者要知道，冲动、易怒、过于兴奋等情绪都会把本来容易处理的事情复杂化。所以，无论在什么情况下，抑郁症患者都要尽力使自己保持冷静，要懂得适时地给狂躁的心"泼冷水"。

 三、对付躁狂最好的武器就是分散注意力

躁狂抑郁症患者常常会陷在某件事或某一情绪里无法自拔。这时，对他们来说最好的治疗方法就是分散他们的注意力。那么，怎样才能让患者有效地分散他们的注意力呢？下面就为大家介绍几种有效分散躁狂抑郁症患者注意力的方法。

（一）把令自己烦恼的问题先放在一边，不去管它

如果不能轻易将其放下，那就让自己忙起来，如打扫房间、和朋友到 KTV 唱歌、为家人做上一顿丰盛的晚餐等，以使自己过得充实起来，遗忘掉令自己烦恼的问题。

（二）多做一些自己力所能及的运动

比如跳一段广播体操、健美操等，而且在运动中，要尽情地挥汗，消耗掉体内多余的精力，让自己产生疲倦感，从而消除躁狂抑郁症的症状，达到根治躁狂抑郁症的目的。

（三）将注意力分散到生活中美好的事物上

看一些美好、柔和的事物，比如说到公园欣赏绽放的鲜花，俯下身子微吸它的芬芳，或者在公园里观看大妈们跳广场舞，感受她们的活力和热情。如果不愿意外出走动，可以选择养宠物的方式来分散注意力。猫、狗都是不错的选择，据科学家研究发现，经常和小动物接触能很好地改善人的情绪，使人变得开朗，从而降低患抑郁症的概率。

（四）深呼吸

当情绪激动或者过度兴奋时，不妨做几个深呼吸，慢慢吸气，然后慢慢呼出。注意，每次在呼气时都要在心中默念"放松，放松"。

（五）音乐疗法

1. 音乐疗法介绍

音乐疗法又被称作音乐心理疗法，是由瑞典学派的创始人 Pontwick 从多年的临床经验中总结出的一套系统而又完善的心理共鸣理论。他认为，音乐能通过声响系统反映出最原始的人类精神状态，引导患者返璞归真，成功转移患者的注意力。

轻缓温和的音乐可以使人得到心灵上的慰藉；欢快的音乐，可以振奋人的神经，使人变得开朗起来；洪亮、喜庆的音乐可以使人振

奋，变得激动。美国的心理学家约翰·杜威经研究发现：音乐对于人的情绪波动有很大的影响，徐缓的大调凄凉、苦闷、伤感、悲切、忧郁，使人容易产生忧伤的情绪；快速的小调富含激情、焦虑、凶狠、危机、不安、恐慌、不宁，会使人感到愤怒；快速的大调欢腾、愉快、喜悦、富有朝气，能使人产生愉快的情绪。

音乐家通常会利用音乐来表达自己内心的感受或悲伤抑郁的情绪。传说有一首名叫《黑色星期五》的乐曲会让每个演奏它的人，在演奏完以后选择自杀。通过这个传说，我们可以反其道而行，用音乐来治疗抑郁的症状，用音乐来让人变得高兴。

目前，很多科学家对音乐可以治疗抑郁症进行了实验，其中最著名的要数在巴伐利亚动物园里所进行的实验。巴伐利亚动物园里的动物由于长时间被人观看，患上了严重的抑郁症，其主要症状表现为无精打采、不愿意活动、生育率下降。那对于这些听不懂人类语言的动物要采取怎样的治疗方法呢？动物园里的工作人员，无意中发现播放一些轻松愉快的音乐，可以让动物们重新变得兴奋。经过一段时间的音乐治疗后，动物们又重新恢复了以往的活力，进食也变得正常了，生育率也提高了。

2. 音乐对人体生理功能的影响

从生理功能来看，音乐能引起大脑皮层的兴奋，而且不同类型的音乐能够引起不同的生理反应，所以，通过音乐能改变与抑郁相关的不良生理状态，由生理状态影响心理状态，从而达到转移注意力、改善情绪状态的目的。

无独有偶，在传统中医中的五行学说和中国民间音乐中的宫商角徵羽正好相互呼应。在利用音乐治疗时，也有不少中国的古典音乐可供选择，如欢快的《金蛇狂舞》《赛马》，舒缓的《春江花月夜》《彩云追月》等。

音乐疗法是通过精心挑选的音乐，使患者将注意力从不舒服的心理状态转移到一种较为舒适的状态的治疗方法。

一般来说，音乐对人有以下的作用。

（1）音乐对于神经结构有直接影响，特别是对于大脑皮层。音乐会影响人的高级神经活动，对脑干网状系统和大脑边缘系统有直接影响，能调整人的精神状态，抚平过度低落或者过度兴奋的精神状态。此外，音乐还能促进肠道消化，影响心脏血管系统，使血脉畅通，加快体内废物的排除，消除不良情绪的影响。

（2）轻缓的音乐可以使人放松心情，调动人的思维、记忆、联想等各方面因素，引起人们的共鸣。长时间听轻缓柔和的音乐，可以达到排除不良情绪，陶冶情操和情趣的目的。

（3）不同旋律、速度、音调的乐曲，会对人产生镇静安宁、活跃气氛、轻松愉快等不同的作用，从而达到镇静、降压、催眠等效果。

（4）旋律优美的音乐和轻柔缓和的音乐，不仅可以使人陶冶情操和在哲学上获得启迪，还可以激发人的潜能，达到心理学中暗示、诱导等治疗效果。

3. 音乐疗法的原则

（1）选择曲目时，要慎重。特别是对躁狂抑郁症患者而言。在患者处于抑郁期时，应当选择一些节奏欢快、内容积极的乐曲，如西柳贝斯的《悲伤圆舞曲》、莫扎特的《B小调第十四交响曲》等；患者处于躁狂期时，应当选择一些比较轻柔缓和的音乐，比如矶村由纪子的《风吹过的街道》、我国传统乐曲《春江花月夜》等。

（2）曲目不能单一，以免患者因长时间重复听同一首歌曲而心生厌烦，要选择旋律、节奏、曲调等各方面和谐的曲子。

（3）采用音乐疗法时，应让患者戴上耳机，以免患者受到外界的干扰。音量也不宜过大，一般保持在60分贝左右即可。音乐疗法的疗程短则1~2个月，长则3~4个月。每天2~3次，每次半小时左右。

（4）在采用音乐治疗时，要注意"三不宜"：不宜空腹进行，特别是在抑郁期时，因为在抑郁期通常听的曲子富有较强的节奏感和前进感，会让患者在听的过程中产生饥饿感；在患者进食时，不宜让患者听打击乐，这会让患者心跳加快，情绪受到大幅度的波动，造成患者的情绪躁动；睡前不宜听交响乐，交响乐气势磅礴、旋律跌宕起伏，会使患者精神振奋、难以入眠，对治疗非常不利。

四、抵制躁狂发作最好的方法为何是"以柔克刚"

（一）正确认识和分类躁狂抑郁症

目前，国内有很多医生或者医疗机构误以为躁狂型抑郁症就是一种精神病，由于害怕患者有伤人的举动，所以在治疗的时候会对他们采取一些强制手段，如强行注射地西泮等。那躁狂抑郁症是精神病吗？目前国际医学界还没有针对这一问题给出明确的解释，但是可以肯定的是，那些将躁狂抑郁症简单划分为精神病的观念肯定是缺乏科学依据的。那么，人们要怎样正确认识和分类躁狂抑郁症呢？

首先要明确一个观点：躁狂抑郁症是抑郁症的一种，也被称为情感性精神病。从心理学上来说，抑郁症属于心境障碍。而在广义上来说，它属于精神类疾病，其症状主要表现为：情绪的过度低落或者情绪的过度高涨，患者性情低落是抑郁症的主要表现，而心境高涨是躁狂症的主要症状。虽然躁狂抑郁症患者会同时出现这两种症状，但是躁狂抑郁症患者在发病的时候，往往会伴随着一些精神方面的疾病，所以不能简单地将躁狂抑郁症划分为精神疾病，而是要根据患者在发病时是否出现精神方面的障碍。

其次，要对躁狂抑郁症患者要有一个正确的认识，不是所有的躁狂抑郁症患者都是具有攻击性的，他们只是在情绪过于高亢或者由于激动而丧失理智的时候，才会具有攻击性。通常情况，躁狂抑郁症患者的主要症状是精力旺盛、容易冲动，并没有人们想象得那么可怕。

最后，在察觉身边的朋友或者家人出现行为反常或者长时间的精力充沛、思维飘忽不定、易怒、易冲动等症状时，要勇于当面指出（因为大部分的患者在患病的时候是不会意识到自己已经患病的），并帮助他们正确地认识躁狂抑郁症，尽快找心理医生对他们进行治疗。这样可以有效地防止躁狂抑郁症进一步恶化。

（二）治疗躁狂抑郁症应避免强制性措施

在对躁狂抑郁症患者进行治疗时，任何强制性的治疗措施或者医生不正确的态度，对于缓解患者的症状都是没有任何帮助的。据众多心理医生多年临床治疗经验总结，抑制患者躁狂情绪发作的关键在于：医生要学会"以柔克刚"，达到四两拨千斤的目的。

躁狂抑郁症除了有异于常人的精力以外，他们在发病时还会力大无穷。所以在治疗的过程中，医生想要硬碰硬，是不会起到很好的治疗效果的。所以医生在治疗这类患者时更要讲究方式方法，注重技巧，否则很容易引起患者逆反的心理，从而拒绝配合治疗。下面就为大家介绍几种在治疗躁狂抑郁症患者时，应该注意的关键点和技巧。

1. 多对患者进行赞美、夸奖

有很多躁狂抑郁症患者都自视甚高，不容许有人否定他们的想法或者观念，即使这些想法或观念在外人看来是多么的可笑。所以医生在治疗这类患者的过程中，不应该强制性地要求患者在短时间内改变这些想法或者观念，应该努力找出这些想法或者观念中积极、美好的地方。比如在面对一个想要攀登珠穆朗玛峰的患者时，医生不应该严厉斥责其想法的不合理性，而应先赞扬其探险精神，并表示自己其实也有过这种想法，而等到取得患者信任后，再向其解释这种想法的不合理性，向患者解释这个想法会受到哪些现实因素的限制，如患者的经济条件的限制，家中有年迈的老人或者年幼的小孩需照顾，患者的身体素质在登山时容易出现高原反应。

2. 多引经据典，切忌高谈阔论

传统的只会讲道理的治疗方法容易引起患者的反感，从而致使其拒绝接受治疗。在现实生活中，即使是情绪正常的普通人在连续听几个小时的大道理以后，也会变得烦躁不安，更何况是对于本身就已经很烦躁的患者来说。所以，在对躁狂抑郁症患者进行治疗时，医生既要"晓之以理"，更要"动之以情"。善于抓住患者情感上的弱点，进行重点突破，让患者慢慢放下防御心理，从主观上接受治疗。

3. 要学会和患者交朋友

在现实生活中，患者的很多异于常人的行为往往不被周围的人所理解，因此他们会感到非常孤单。在这个时候，他们会选择采取更加怪异的行为来引起别人的关注，但往往会适得其反，形成恶性循环。所以，医生要站在朋友的角度，倾听他们真实的想法和感受，而不仅与其是医生和患者的关系。

（三）食物疗法

在早期的治疗过程中，除了对患者进行心理疏导，还可以对患者进行食物治疗。中美奥联合国际医学院院长、著名心理学家韩玉金教授曾指出，多食用像百合、苦瓜、菖蒲等食物对躁狂抑郁症有明显的治疗效果。下面就为大家推荐几种常见的用于治疗躁狂抑郁症的菜谱。

1. 百合捞莲子

材料：莲子 50 克，水发百合 100 克，水发黄花菜若干，冰糖若干。

做法：将莲子去皮、去芯，洗净，黄花菜洗净，放在一个大汤碗内，加入适量的水，上笼用武火蒸 5~10 分钟，待快出锅前，撒上冰糖即可。

功效：安神宁志，清心除烦。

主治症状：躁狂抑郁症，心情抑郁，多梦易醒，神态痴呆，不思饮食。

2. 枸叶炒猪心

材料：猪心一个，枸杞叶 150~200 克。

做法：将猪心洗净后切丁，用花生油按常法与枸杞叶放入锅中炒熟即可。

功效：益心肾，补气血。

主治症状：睡眠欠佳，多言善惊，性情烦躁，心神不宁，躁狂抑郁症。

3. 菖蒲炖猪心

材料：猪心一个，石菖蒲 10 克。

做法：将猪心、石菖蒲洗净以后，放入炖盅中，然后加适量水，用文火炖熟，在出锅之前加食用盐调味。出锅后，患者饮汤食猪心。

功效：化痰开窍，补心安神。

主治症状：痰多苔腻，说梦话，神情淡漠，精神压抑，躁狂抑郁症。

4. 莲芯大枣汤

材料：莲子芯 3 克，大枣 10 枚。

做法：大枣洗净后与研成末的莲子芯放入汤碗一起煎熬。熬好后，每日饭后服用。

功效：宁神安气，益气补血。

主治症状：脾气暴躁，情绪焦虑，易怒，烦躁不安，躁狂抑郁症。

5. 猪肉苦瓜丝

材料：瘦猪肉 150 克，苦瓜 300 克。

做法：苦瓜切丝，放入沸水中去苦味，猪肉切片，用热油煸炒以后放入苦瓜丝，然后调味即可盛盘。

功效：泻肝降火。

主治症状：易怒，面红耳赤，性急烦躁，情绪高涨，躁狂抑郁症。

除此以外，以下几种食物对抵制躁狂也有很大的帮助：柚子、金橘、龙眼、山药、银耳、蜂蜜、牛奶、栗子、海带、枇杷、莲藕、甲鱼等。

第六章

拯救失眠

——控制自己的心境才可以换"高枕无忧"

　　睡眠障碍，尤其是失眠，是一种常见的抑郁症并发症。抑郁症所引起的失眠具体表现为：难入睡、睡眠浅或者易醒、早睡、通宵不眠等。其中，最具典型代表特征的症状就是早醒。在去医院进行就诊的抑郁症患者当中，绝大部分是因为失眠。有很多抑郁症患者会从病发开始就伴有失眠症状，并且持续时间较长。如果患者的失眠症状得到改善，那么他的抑郁症状也会有所缓解。在现实生活中，有很多因素都可以诱发患者出现失眠，如躯体疾病、心理压力、工作烦恼、精神疾病和药物等，所以对于失眠的具体情况，医生要做出准确的判断。当患者出现失眠情况时，不妨进行心理暗示，比如在心里默念：我能睡着、我想睡觉等话。这样的心理暗示的最大好处就是，可以让内心收获一片宁静。

　　患者经常胡思乱想是造成自己失眠的最主要原因，所以有人形象地将失眠和胡思乱想比喻成"一对亲姐妹"。有不少人会有这样的经历：如果白天用脑过多或者反复地想一件事，在晚上做梦时，在梦里就会出现白天所想的事情，从而导致自己不能进入深层睡眠。

　　失眠会严重影响人们的生活、工作——人们在失眠的情况下会变得异常烦躁，心情也会变差，而这样又会导致抑郁症症状加重。由此来说，抑郁症患者要想摆脱失眠与抑郁症就得学会控制自己的心境。

一、心理暗示最大的好处：可以让内心收获一片宁静

抑郁症的并发症有很多，其中最常见的要数失眠。有很多人不知道抑郁症会引起失眠，甚至有人会认为失眠只是因为自己的精力过于充沛，而不会将失眠联想成一种疾病。台湾睡眠医学会的一项研究报告显示：每 5 个台湾人就有 1 个是慢性失眠症患者。这也就是说，失眠已经成为困扰台湾民众的一大疾病；2010 年 1 月新华社报道：中国失眠患者高达 3 亿，而且患者主要集中在中学生和刚刚步入工作的年轻白领。可以说，学业压力和工作压力过大是导致他们失眠的主要原因。

失眠可以由多重原因引起，如各种身体疾病、药物、心理压力或者精神疾病都是常见的引起患者失眠的主要原因。在治疗时，医生要根据患者的具体症状诊断鉴别。慢性失眠是指持续时间超过一个月的失眠。如果不能及时准确地找到失眠的具体原因，患者同时还会出现情绪低落、注意力很难集中、兴趣降低或者丧失等症状。这样一来，患双相情感障碍的概率就会增大。

患者的睡眠增多可能是由多种原因造成的，但这种情况很少会出现。脑神经系统疾病或者服用某种药物是引发患者睡眠增多的主要原因。患者的睡眠增多是抑郁症的非典型症状之一。如果患者出现失眠增加的情况，就说明他患上了非典型抑郁症，同样值得关注。

心理因素也是造成患者失眠的主要原因。以下几种心理是导致患者失眠的"罪魁祸首"。

（一）怕失眠心理

现在的大部分失眠患者都会出现"失眠期待性焦虑"，也就是他们因为害怕失眠而担心晚上睡不着，或者是强迫自己入睡，结果往往会适得其反。有很多失眠患者为了尽快入睡，而选择数羊的方法。这

看似科学，但没有具体的科学理论作为支撑。也有很多患者在采用了数羊方法以后，不但没有有效地改善失眠的症状，反而有所加重，那是因为人在属羊时，需要大脑参与，从而使大脑得不到合理的休息。

众所周知，人的大脑高级神经活动分为兴奋与抑制两个过程。脑细胞在白天时会一直处于兴奋的状态，而人在工作一整天后，大脑就需要休息和调整，而睡眠就是抑制脑细胞的活动，经过一夜的休息和调整以后，又自然转为兴奋状态。所以说人的大脑的抑制和兴奋相互协调，交替进行，并形成周而复始的睡眠规律。"怕失眠，想入睡"的思想本身就是让脑细胞处于一个兴奋状态，原本是想尽快入睡，结果却是越害怕失眠，越是想睡觉，脑细胞就越兴奋，这样就更睡不着，而失眠的情况也就会愈发严重。

（二）自责心理

有些患者由于一次过失或错误而产生内疚自责心理，且在脑子里不断重演过失事件或所犯的错误，为自己没有妥善处理而懊悔不已。在白天工作时，他们可能会因为需要处理的事情多而忽略这些内疚和自责。但是到了晚上没有事情可做时，他们的脑子里就会重新浮现过失事件的整个过程，并努力想妥善解决方案，从而导致大脑过度兴奋，难以入睡。

（三）期待心理

期待心理是指人会因为期待某人或者做某件事而担心睡过头误事，从而出现早醒的现象。如张军是一个网站管理员，他们公司实行的是"三班倒"的上班制度。张军一直上的是大夜班，但是最近因为人员的变动，公司临时通知张军从下周开始上早班。因为害怕上班迟到，通常他每隔1~2小时就会醒来看一下闹钟，而且他的睡眠浅，容易被惊醒，这使他出现了严重的睡眠不足现象，以致他最后不能很好地完成公司下达的任务而引咎辞职。

在现实生活中，像张军这样的情况还有很多，特别是学生。《湖北日报》的一项调查研究显示：在湖北中学中，有近六成的中学生会因为第二天有考试而出现失眠的情况。也有些学生会在成绩公布、重大比赛前，处于期待兴奋的状态，在晚上难以入眠，出现失眠的症状。

（四）童年创伤心理的再现

有些患者可能是因为在童年时代失去双亲或受到恐吓、重罚等原因而出现怕黑心理，出现在夜晚难以入睡的情况。这种情况虽然随着年龄的增长会逐渐有所缓解，但是一旦受到类似于童年时期创伤性的刺激时，就会使被压抑在潜意识里的童年创伤性心理再次出现，从而出现失眠的情况。

（五）手足无措心理

有些患者是因为遇到突发事件以后，不能及时作出正确的反应，导致自己手足无措，而到晚上睡觉时想到这件事后，左思右想，但始终得不到满意的答案，从而使大脑处于一种焦急兴奋的状态，难以入眠。

相比于身体因素，心理因素造成的失眠更加难以消除，患者可以选择心理治疗的方法缓解和消除失眠症状。心理治疗，其实就是通过改变患者对周围环境的想法和看法，以及患者对其做出的反应来缓解或消除患者的失眠症状。心理治疗可以单独使用，也可以与一些治疗失眠的药物合用，这样可以有效改善患者的睡眠状况。

认知疗法是常用的心理疗法。认知行为治疗（CBT）是通过帮助患者正确认知到自己思维模式和行为中的消极因素，引导患者用积极乐观的思维模式和行为进行替代。认知疗法可以使失眠患者对日常生活和未来前景的认知在短时间里发生重大改变。认知行为治疗可以通过患者和医生面对面的方式进行治疗，主要是在医生的引导下进行治疗的。而患者也可以通过网络心理自助的方式进行治疗，即在网站系统的引导下进行治疗。

认知治疗其实就是医生引导患者进行心理暗示的过程。通过心理暗示，可以抚平患者内心的波澜，使患者的心境恢复平静。重复的心理暗示或者重复地做同一件事可以让失眠患者快速地进入睡眠状态。美国心理学家罗森塔尔曾经做过这样的实验：他在当地的一所大学里，招募了100名志愿者（男女各半）。他把志愿者分为两组，让其中一组的成员什么都不干，就静静地躺着；让另外一组的成员中一半的学生重复听一首节奏比较激烈的音乐，一半的学生重复听一首节奏比较舒缓的音乐。然后看这两组的学生谁能快速地入睡。

实验结束以后，罗森塔尔经过严格的数据分析和对比得出以下结论：①相比于不听音乐的同学，那些重复听一首音乐的同学更容易入睡；②在那些听音乐的同学当中，男生在重复听节奏比较舒缓的音乐时更容易入睡，而女同学不管听哪种音乐都可以快速进入睡眠状态。从罗森塔尔的实验中，我们可以得出这样的结论：重复某件事可以使患者的大脑快速进入休眠状态，促进患者进入睡眠状态，从而缓解失眠症状。

 ## 二、为什么说失眠和胡思乱想是对亲姐妹？

美国心理研究学会的著名心理学家阿尔伯特·班杜拉在对150名抑郁症患者进行调查研究后发现，容易感到孤独的患者比其他患者更容易出现失眠症状。特别是那些喜欢独处或者不善言辞的患者，他们得失眠症的概率是普通抑郁症患者的2~3倍。随后专家给出如下解释：人通常在独处时，很容易胡思乱想，从而给自己造成巨大的心理压力，致使自己失眠。

在现实生活中，很多人认为做梦就是睡眠质量不好的主要表现，从而不能正确地对待做梦这件事，产生做梦有害的心理，甚至有人会误以为多梦就是失眠。这些错误的观点往往容易使人产生焦虑的心理，使人更难以入睡，出现失眠症状。

其实，科学家早已证实，做梦是一种大脑继续工作的方式，在梦中重现白天的经历，不仅有助于记忆，而且可以帮助人将一些没用的信息从大脑中清理出去，是一种正常的心理现象。患者之所以会出现失眠并不是缘于梦本身，而是认为"做梦有害"的心理，使患者无形当中给自己的心理增加了负担所致。

美国科学家巴赫就曾做过一些阻断人做梦的实验。当志愿者出现做梦的脑电波时，就会立刻被叫醒。如此反复地进行了几十次。巴赫在实验以后通过观察志愿者的反应发现，如果没有正常的做梦会导致志愿者出现一系列生理异常的情况，如体温、脉搏、血压的异常变化，自主神经（植物神经）系统功能也有所减弱，同时还会引起一系列的心理反应，如记忆力下降、易怒、紧张、急躁、焦虑不安等。这个实验可以用一句话概括为：做梦是人体一种必不可少、正常的心理和生理现象，是人进行有效睡眠的保证，也是维持人体正常运行的重要因素之一。

每个人都会做梦，世界上有80%的科学家以及心理学家认同这一观点。那些认为自己很少做梦或者不做梦的人，是因为在他们醒来以后将梦里的场景全都忘了。据美国《科学世界》的研究表明：人如果在失眠时没有做梦，不仅代表这个人的睡眠质量不好，还是大脑有病或者受到损害的一种征兆。中国人民大学社会心理学研究所的研究表明：做梦是大脑调节中心平衡人体各种功能所产生的结果，同时也是大脑维持正常思维和健康发育的需要，如果一个人长时间出现无梦睡眠，就得重视自己的睡眠质量了。

美国科学家斯坎特曾经就做梦和睡眠之间的关系进行了长达两年的科学实验，发现人做梦主要出现在快速眼动睡眠期。那什么是快速眼动睡眠期呢？快速眼动睡眠期，即发生于睡眠后期的一种浅眠现象，主要特点是快速转动水平运动、呼吸与心跳加快，甚至会出现暂时性肢体麻痹状况。如果一个人在快速眼动睡眠中被直接叫醒，如被人叫醒或者被闹铃吵醒，那么他将清晰地记得梦里所发生的事情，并准确无误地叙述一遍。这个实验同时证实快速眼动睡眠与做梦之间有一定的生理性联系，换句话说，快速眼动睡眠是人做梦的生理基础。

除此以外，斯坎特还提出做梦和人的睡眠质量没有任何关系，当然也就不会造成失眠情况的发生。

那么患者在抑郁期出现失眠症状该怎么办呢？以下是常见的可以缓解抑郁期失眠症的方法。

（一）音乐治疗

患者可以在睡觉之前听一些节奏比较舒缓的音乐——音乐可以直接影响人脑中的脑干网状结构和大脑边缘系统，而这两个系统对人的睡眠起主要调节作用，所以说音乐对改善人的睡眠质量有显著的效果。

（二）患者的自主调节

患者要改掉不良的睡眠规律和习惯，具体要做到以下几点：①要树立"床只是用来休息用"的观念，不要在床上吃饭、看书等；②临睡前避免思考问题，防止大脑进入一个兴奋的状态而难以入眠；③闹钟尽量远离床的周围，闹钟发出的"滴答"声和指针所发出的声音都会影响人的睡眠质量；④在睡前两小时内不要做剧烈运动或者心绪过于激动，但进行轻柔的运动，如静坐、练瑜伽等都对改善睡眠质量有明显的效果；⑤晚上不要饮用或食用容易使人精神振奋的东西，比如咖啡、白酒等，但是女性可以在睡觉之前喝一小杯红酒——据科学证实，红酒不仅可以改善睡眠质量，而且对减肥瘦身有一定的功效；⑥有规律的睡眠时间可以起到镇静神经的作用，所以说患者要养成固定的作息时间，即使在节假日也要按时入睡和起床，这样才能从根本上解决失眠的问题；⑦晚饭不宜吃得太饱——据科学研究发现，晚饭吃得过多也会使人失眠；⑧取消午睡——虽然午睡本来是一件非常享受的事情，但这对于失眠患者来说，是不可取的。

（三）中药疗法

中药治疗失眠很有效果，下面就为大家介绍几款可以治疗失眠的中药汤。

1. 党参茯苓汤　石菖蒲、柏仁子、知母、酸枣仁、茯苓各 10 克，党参 15 克，龙齿 20 克，煎水服用。每天服 2 次，每次服 150 毫升。

2. 党参黄芩汤　党参、黄芩、白术、酸枣仁、龙眼肉、香木、远志、茯苓、甘草、夜交藤各 10 克，煎水服用。每天服 2 次，每次服 150 毫升。

3. 地黄牡蛎汤　柏仁子、龟板、阿胶、黄连、酸枣仁各 10 克，生牡蛎 20 克，生地黄 40 克，煎水服用。每天服 2 次，每次服 150 毫升。

4. 酸枣白芍汤　竹叶 6 克，栀子 9 克，龙胆草、柴胡、白芍、夜交藤、酸枣仁、茵陈、黄芩、香附、泽泻各 10 克，煎水服用。每天服 2 次，每次服 150 毫升。

（四）食物疗法

有些在生活中常见的食物对失眠症状也有很好的缓解作用，而且它们没有任何的副作用。

1. 酸枣仁粥　炒好的酸枣仁 300 克，粳米 450 克。将炒好的酸枣仁放入锅中，加水 1000～1500 毫升。粳米洗净以后放入锅中煮，在出锅之前加入少量的食用盐调味即可。

酸枣仁含有丰富的蛋白质和脂肪酸、三皂萜化合物、维生素 C、甾醇、白桦脂肪、白桦脂酸、酸枣苷等成分，有镇痛、调和、调节神经、降低血压等作用，对改善失眠有很好的疗效。

一般一个疗程为 7～10 天。患者连续服用 3～5 个疗程就会有明显的疗效。

2. 龙眼冰糖茶　冰糖 10 克，龙眼肉 25 克。将龙眼肉洗净同冰糖放入碗中，倒入沸水（患者想喝多少就倒多少，但也不宜过多，适量就行，以免降低疗效），加盖闷 12～15 分钟，待沸水冷却至温水即可饮用。每天 1 剂，随饮随充，可随意增加热水。最后将龙眼捞出食用。

该茶补益心脾，安神益智。

3. 红枣枸杞煮蛋　将 7 枚红枣，20 克枸杞洗净，放入锅中，与鸡蛋同煮（鸡蛋一般为两个），蛋热后剥壳，再煮 15 分钟。吃蛋喝汤。每日 1 次。10 天以后就会有明显的疗效。

4. 柏仁子猪心　将猪心洗净，剖开，塞入 15 克柏仁子，隔水蒸至烂熟后当点心食用。每天 1 次，一周后即可起效。

5. 桂圆酒　取 120 克桂圆洗净后放入 60 度白酒当中（1 斤白酒），封口摇匀，半月之后服用。每天服 3 次，每次服 2 勺。

6. 花生叶茶　将 250 克的花生叶放入锅中，加水将它覆盖，水开以后改微火再煎十分钟，冷却以后将之均匀地倒入六个茶杯中，早晚各饮 1 杯。连饮 3 天，就可消除失眠症状。

三、为什么越烦躁，心情变得越差？

有很多抑郁症患者都有过这样的体验：越是烦躁，心情变得越差；一事不顺诸事不顺。据科学研究表明：人的情绪会受到多方面的影响，比如环境因素、心理因素和为人处世的态度等。其中，心理因素对人的情绪的影响最大。而当一个人心情烦躁时，他就会产生极大的负面情绪。这些负面情绪会改变他对事物的看法、态度、认知，会导致他看什么都不顺眼，而他周围人做什么事也都不顺他的心意，这样他的心情会变得越来越差。

日常生活中很多人都会出现这样的情况，尤其是那些性格内向、不善言辞、人际交往差的人。

穆晓磊是一名高三学生，繁重的学业让她感到十分痛苦。她性格内向，在班上没有什么朋友，有心事只会憋在心里，不愿向别人讲。最近，市里要举行中学生作文比赛，语文老师就推荐她和班上的葛秋月一起参加比赛，并告知她们这次的比赛非常重要，关乎学校年底的评比，校领导都非常重视，希望她们努力，不要辜负老师及同学的期望。自从得知自己要代表学校参加市级比赛以后，穆晓磊每天晚上都睡不着，脑子里全都是白天所看到的素材和老师对他讲的话，以至于她最后出现了失眠的情况。她每天晚上躺在床上翻来覆去，不仅自己难以入睡，同时也严重影响了室友的睡眠。为此，宿舍长找她谈过几次话。

由于失眠，穆晓磊的脾气变得异常暴躁，心情也变得非常糟糕，看什么都不顺眼。这一天，宿舍长因为穆晓磊晚上不能好好睡觉找到了她。宿舍长李玲怕她误会，所以就带上同寝室的丁芹去见她。在谈话的过程中，丁芹无意中说了一句："参加市级作文比赛也不用这么牛吧？葛秋月没有像你这样呀！"这让穆晓磊彻底爆发，她认为自己完全是想在比赛时发挥得更好，才不停地背那些素材，才在晚上睡不着的。室友不但不理解，还对她冷嘲热讽，于是在情绪激动的情况下，她从柜子里拿出自己私藏的水果刀刺向了丁芹的胸口。幸亏李玲及时作出判断并作出反应：将穆晓磊往旁边一推，成功地避免了这场意外的发生。但是在推的过程中，穆晓磊手中的水果刀划伤了丁芹的左胳膊。

此事发生后，所有认识穆晓磊的同学都表示特别惊讶，因为在他们的眼中，穆晓磊一直就是一个老实安静的女孩，他们也从未见过她发火。

丁芹的母亲在得知女儿在学校受到伤害后，表示一定会追究穆晓磊的法律责任，这让穆晓磊的心理压力变得更大，以至于到最后她只得在家复习。穆晓磊的表姐王娟在得知这一情况以后，就立刻从南京赶了回来——她是南京大学心理专业的学生。前几天，她与姑姑通电话时，才知道穆晓磊出了这样的事情，而根据她所学的知识她马上就判断出穆晓磊患有抑郁症。

王娟回来后并没马上去找穆晓磊，而是到穆晓磊的班上了解情况，并替穆晓磊向丁芹道歉。丁芹表示愿意原谅穆晓磊，并承诺会说服她妈不追究穆晓磊的法律责任。与此同时，穆晓磊的班主任曹老师也和王娟取得了联系，将作文比赛的事情讲了一遍。这使王娟找到了穆晓磊得抑郁症的主要原因。随后，王娟来到穆晓磊的家，对她进行了心理辅导。在表姐的劝说下，穆晓磊说出了事情的前因后果和当时的想法，竟和王娟之前所猜想的一模一样。

王娟告诉穆晓磊："会出现这种情况很正常，因为每个人都会有心情不好的时候，也都会有失眠的情况，但是心里有想不开的事情应该说出来，不应该憋在心里一个人承担。而且你把这次的比赛看得太重了，它只是你人生当中的一次小小的比赛，只要你尽力而为，我想你们班主任和同学是不会怪你的。"随后，王娟告诉穆晓磊丁芹已经原谅她，并希望她能尽快地回到班集体。经过王娟一段时间的心理辅导，穆晓磊逐渐地走出了抑郁的阴影，并重返校园。校领导经研究后决定，仍然让她和葛秋月代表学校参加作文比赛。巧合的是：这次比赛的题目是《怎样预防中学生抑郁症》，于是穆晓磊就把自己的亲身经历结合表姐给她讲的专业知识写了下来。两个月以后，学校传来好消息，穆晓磊的作文获得全市一等奖，并作为怎样有效预防高中生抑郁症的材料发给全市的高三学生。

从这个案例当中，我们可以总结出以下几条经验教训：将烦躁的情绪憋在心里只会让情况变得糟糕，并不能解决实际问题，所以受到不良情绪影响时，应该寻求一个正确的宣泄途径；烦躁的情绪会使人的心情变差，所以要学会调节自己的情绪；要用一颗平常心对待生活中的每件事，案例中的穆晓磊，就是因为过于看重市级作文比赛，才给自己增加了心理负担，患上了抑郁症。

当人们出现烦躁情绪时，应当先保持冷静并用正确的方法进行调节，这样才能缓解烦躁的情绪。以下几种方法对人们烦躁情绪的调节较为有效。

（一）激励调节

所谓激励调节就是当人情绪低落或烦躁时采用自我激励的方法，调节并消除自己的不良情绪，并将情绪所产生的能量引导到好的方面。

张红军是一名初三的学生，平时学习一直很努力，所以成绩一直名列前茅。但是到了初三下半学期，由于大家都很努力，他在班上的排名有所下滑，于是他就有点灰心，人也变得异常烦躁，他在语文作业本上随手写下了"当所有人都抛弃你的时候该怎么办？"他的语文老师看到这句话后留下了"那就把自己当成天之骄子，失败是暂时的，有些人是不鸣则已，一鸣惊人。"

从此，张红军在老师和自我激励下，不断努力，学习成绩直线上升，最终考进了理想的高中。每个人在情绪低落或者烦躁时，都可以采用自我激励的方式，调节自己的情绪。

（二）理智调节

要想做到理智，首先要理智地分析消极情绪所带来的不良后果。当消极情绪出现时，要理智地控制、洞察一切，想办法解决问题，尽可能地降低消极情绪对行为的影响。当前老师的教学任务不仅是教授学生课本知识，更应当培养学生理智调节情绪的能力。当学生出现消极情绪时，老师应当用逻辑性强的思维，有原则且理智地帮他分析他所面对的情况和他应该持有的态度。不仅是学生，每个人都应该在平时的生活中培养自己的意志力，这样在遇到突发状况时就能很好地掌控自己的情绪和行为。当然，这种素养不能一蹴而就，要求人们从生活中的点滴做起，学会用理智控制自己，与消极情绪斗争到底。

（三）转移调节

转移调节就是要求人们根据自我要求，有意识地把自己的消极情绪转移到其他事物上，对情绪起到缓和的作用。科学研究发现：当人出现强烈情绪反应时，大脑中会出现一个较强的兴奋灶，如果在这时，人能够有目的性地建立两个或多个兴奋灶，便可抵消或冲淡原来的兴奋灶所产生的能量。因此，当情绪激动时，为了避免情绪的大爆发，要让自己有足够的时间和机会冷静地分析和考虑问题，也可以通过转移话题或做其他的事情来分散自己对消极情绪的关注度。例如，俄国著名作家屠格涅夫在自己烦躁时，会采用转动舌头的方法来分散和缓解消极情绪，用听音乐、下棋、看电影、打球、郊游等让自己的精神得到满足，从而摆脱消极情绪的影响。

 ## 四、为什么说失眠是自杀的前兆？

　　每个人在一生当中可能都会经历几次失眠的困扰。偶尔的失眠对人的心理和生理没有太大的影响，但是经常性或者长期失眠就会给人的生活产生很大的影响。经常性或者长期失眠不仅会妨碍人们正常的健康、生活、学习、工作和人际交往，严重的还会诱发头痛、心悸、眩晕等疾病，甚至还会使患者产生自杀的念头。

　　日本著名睡眠专家松本纯至曾经说过："失眠患者的自杀比率在不断地提高，因为在他们看来只有死亡才能够真正摆脱失眠的困扰。目前，每五名失眠患者就会有一名选择以自杀的方式结束自己的生命。"

　　长期失眠会对人的身体造成巨大的危害。从短期危害上看，睡眠不足会直接影响第二天的学习、工作，使人疲惫不堪，精神萎靡，注意力不集中，情绪不稳定；从长远危害上看，失眠对人的生理和心理造成的危害更加深远。大多数长期失眠的患者，越想睡觉就越睡不着，越急就越难以入眠，这样就极易引发焦虑症。同时失眠还会诱发多种疾病，如手脚心出汗、心悸、呼吸急促、多汗、四肢无力、麻木、心跳加快等，还易患自主神经功能失调等疾病。

　　失眠对人的社会功能也会造成很大的影响——失眠患者由于长期生活在对失眠的担心和恐慌中，会变得敏感、多疑、缺乏自信，这些都会影响患者在家庭、工作、社会中各方面的人际交往，从而导致患者产生挫败感、孤独感。那么，患者该如何有效地改善失眠症状呢？对于失眠患者来说，对失眠有一个正确的认识是非常重要的。一些有经验的医生会在治疗失眠患者的开始帮助、引导他们树立正确的"睡眠观"。让他们明白睡眠是正常的生理现象，而失眠也是一种正常的生理现象，每个人都会遇到，只要心情得到放松，失眠就会很快消失。

通常情况下，成年人一天只需要 4~5 个小时的睡眠，就能满足人体的需要和有足够的精神去应对处理第二天生活、工作中所遇到的问题，所以没有必要为了睡眠减少而忧心忡忡，更没有必要每天规定睡眠时间的长短，顺其自然就好。但是，学业繁重的中学生，想要有足够多的精力投入到学习当中，每天必须要有八个小时以上的睡眠。

此外，在治疗的初期，医生会让患者服用一些具有镇静作用的安眠药——这类药有助于患者病情的恢复。以下几种方法对治疗失眠有一定的疗效，这类患者可以借助这些方法消除失眠症状。

（一）养成规律的作息习惯

大部分失眠患者，会在白天感到疲惫或者有睡意时，趴在桌子上眯一小会，而晚上却怎么也睡不着。这样时间长了，他们的作息时间就会被弄得乱七八糟，致使他们的学习、工作、生活受到严重影响。所以我国著名睡眠专家韩芳建议人们：不是在一些不得已的情况下，比如即将要担任一次重要会议的主持人，需要有清醒的头脑、充沛的精神，在白天千万要忍住别睡，只有这样晚上才能够快速地入睡。此外，韩教授还建议广大的失眠朋友定一个相对固定的睡觉时间，并且要严格执行，从而养成规律的作息时间，这样失眠就会逐渐地消除。

（二）饮食要清淡

失眠患者在日常生活中，多食清淡的食物，多喝水，尽量避免或者不食那些具有刺激性的饮料和食物，如辛辣食品、红牛等；少喝或者不喝刺激人的大脑神经的饮品，如度数高的白酒、咖啡等，也不要吸烟。

（三）睡前泡脚

睡前用温水泡脚对失眠有很好的治疗效果。用温水泡脚具有多种功效：缓解疲劳，按摩足部，促进血液循环，使人快速入睡。经常用热水泡脚，还可以增强免疫力，具有预防感冒的功效。现在各大超市有很多种足浴产品，患者可以根据自身的经济情况选择购买，常见的有香薰足浴、牛奶足浴以及各式各样的足部浴盐，对失眠有很好的治疗效果。

（四）合理运动

现在，越来越多的人热衷于瑜伽运动，当然每个人练习瑜伽的目的也各不相同：有的人是为了增强体质，有的人是为了减肥健身，还有的人是为了促进睡眠。养成良好的练习瑜伽的习惯，可以从内到外调节人的身心健康。失眠患者除了练瑜伽以外，还可以选择一些其他的运动方式，如慢跑、游泳等。公司离家近的人，可以选择步行上班，而在平时的生活中也尽可能地选择步行的方式出行，多到户外呼吸一下新鲜空气，多晒晒太阳，这都有助于睡眠质量的提高。

（五）自我催眠

自我催眠是一种心理疗法，具有很好的治疗效果。其实，我们平时采用的背诗、数数都属于自我催眠的范畴。其原理就是让患者把精力集中到一点。如患者可以不停地暗示自己"我该睡觉了，我已经很累了"；或者告诉自己"我已经睡着了，我正在做一个非常美妙的梦"；或者，在自己翻来覆去睡不着的时候，把自己想象成一个演员，正在拍一场睡眠状态的戏，需要全身心地投入才可以演得形象逼真，不能随便动，更不能睁开眼睛。

（六）药物治疗

药物治疗是失眠患者的最后选择，往往在这个时候，患者的失眠情况已经非常严重，有时甚至有自杀的倾向。失眠患者可以根据医嘱服用一些镇静类的药物，因为现在用于治疗失眠的药物主要以人工合成的催眠、镇静药为主，所以建议失眠患者尽量选择在晚上服用这些药物，而且服用这些药容易使患者产生耐药性、戒断反应、依赖性、延续反应和积累作用，长期服用会对患者的学习、生活、工作和社交活动产生一定的影响，患者应该只在出现失眠情况时服用。而合理用药也是有效治疗失眠和保持身心健康的重要保证，日本电视台的一项调查研究显示：经常服用安眠药的老人死亡率比普通人高出 2~3 倍。所以如果遇到第二天有重要的事情但睡不着的情况时，应该到医院请医生根据具体情况开药，切不可擅自到药房购买安眠药。

从人体健康的角度来说，药物治疗并不是治疗失眠的长久之计，不宜多用。如果失眠的确严重影响了你的生活和精神状态，并严重威胁到了你的身体健康，你就应该到正规医院，接受医生正规、专业的治疗。

第七章

拯救抑郁自杀
——快乐或痛苦全在一念之间

　　2014 年的世界杯，德国又一次夺冠，与此同时，新浪微博的一则新闻也在全球范围内引起了轩然大波：安德烈斯·比尔曼，一名曾为圣保利和柏林联合球队效力的德国球员，因为长期患有抑郁症而最终选择了自杀。其实早在 2009 年的时候，类似的事件也在德国的足坛发生过。那一年，德国国门恩克选择了卧轨自杀，而之后安德烈斯·比尔曼也曾经多次尝试过自杀，但未遂。2011 年他自己写的一本自传《红牌抑郁症》问世，与此同时，他还受访于各大电视台，坦诚地向世人讲述自己的抑郁经历和他正在和抑郁病症抗争的故事。虽然当时的他对生活充满了信心，是有希望战胜抑郁的，但是最终他还是倒在了抑郁症的魔爪之下——他选择了自杀。

　　一代足球名将竟然因为抑郁而选择自杀，抑郁，真的有那么可怕吗？抑郁，真的可以使人如此的不堪一击吗？大量的事实证明，抑郁不仅仅是引发各种疾病的杀手，更是将人推向死亡边缘的罪魁祸首。多年前，张国荣因为长期抑郁突然跳楼自杀，这让许多人深感惋惜的同时也觉得不可思议。而近些年，一些明星、公务员、白领也都因为抑郁症相继自杀，这也让常人难以理解。

　　"中国平均每年有 28.7 万人死于自杀，200 万人自杀未遂，相当于每两分钟就有一人自杀身亡。"这句话出自 2002 年 11 月份《广州日报》的报道，一经推出就被多家媒体疯狂转载。我们震惊于这个数字的同时又不得不深思，这到底是怎么了？

一、抑郁自杀的高发人群

据统计，全球每年约有 100 万人自杀，而自杀者中约有 60% 的人是抑郁患者。经过调查发现，最容易产生抑郁自杀现象的群体大体分为以下几类，下面我就来为大家一一列举。

（一）白领

2010 年 5 月 8 日凌晨，深圳报业物流发行公司的总经理张敬武因为严重抑郁症自杀在自家的浴室内；而就在两天之前，湘乡市广播电视台副台长贺卫星因为抑郁，在公司办公室的楼梯间上吊自杀；就在同一个月，徐行——都市快报新媒体项目的中流砥柱人物，因为工作压力过大，长期患有抑郁症，所以也选择了自杀，享年 35 岁；就在不久之前，新华社安徽分社的副社长兼总编辑宋斌也在办公室自缢身亡，经调查，有可能也是因为长期患有抑郁症。

短短的十几天时间，就连续有四名都市白领用各种方式选择了自杀，而自杀的原因都是因为长期抑郁，这多么令人扼腕痛惜啊！在惋惜的同时，我们也着实为那些打拼在都市中的白领阶层感到担忧。

调查显示，在抑郁自杀的群体中，白领和公务员占据了很大的比重。同时一些工作在高压、高竞争力氛围中的人们，也是容易产生抑郁自杀的人群。之前有篇文献显示，在我国，抑郁自杀的情况大多发生于白领阶层，他们很多都是企事业机关单位的管理层或者是技术工程人员，这些人往往都会把事情想得比现实中要好很多，一旦出现工作或者生活上的不如意，就会很容易产生抑郁心理，但是抑郁心理一产生又很容易被压抑下去，假装没事儿的样子，因此耽误了最佳的治疗时机；有些人还会错误地认为患抑郁症会让自己很没面子，所以当患上抑郁症的时候，会自欺欺人地认为自己只是心情不好而已，当出现一些身体症状比如头晕、失眠、腰酸背痛等症状的时候，又经常会被误诊为其他疾病。再加上现在的社会竞争如此激烈，人们的生活压力也逐渐加大，很多都市中的白领都不同程度的有失眠的症状，但是大多数人都会认为这只是因为日常的作息不规律、饮食习惯不正常产生的正常现象，很少有人会将失眠和抑郁联系起来。其实，像失眠、嗜睡等睡眠障碍正是抑郁症患者的主要症状，但是却经常被诊断为神经紊乱、神经衰弱等。

医学调查显示，最近几年，我国民众的心理疾病发生率正在逐年快速增长，现在我们正在迈入一个"全面焦虑时代"。调查还显示，我国的白领人群中，抑郁症、焦虑症患者的状况是最严重的，而抑郁自杀现象所占的比例也是最多的。

（二）官员

有一篇名为《抑郁，重创中国官场》的文章表明，自 2003 年到 2012 年间，中国共出现了 62 例官员因为长期抑郁导致自杀的案例（这些官员的年龄基本上都在 42～58 岁之间）。因此，很多人说官员也是"抑郁自杀"的高发人群。

那么，是什么让官员也成为了抑郁自杀的高危人群的呢？究其原因，首先是官场中存在的排挤、妒贤嫉能的现象，让一些有才干、有学识、有能力的官员不得不锋芒不露，整天极力地掩饰自己，逆来顺受，做人做事都不能做到坦坦荡荡，而长期下去，心情自然不会舒畅，久而久之，就会变得抑郁寡欢；其次是官场中复杂的人际关系。我们都知道，官场中存在着很多的潜规则，正确地处理好规则和潜规则之间的关系，灵活、策略、艺术性地处理好人与人之间的关系会让很多身在官场的官员感到力不从心，身心俱惫。作为一名官员，不仅仅要处理好自己的工作，还要将更多的精力放在琢磨如何晋升等事情上面。对于一些能力不足，经不住体制内部折腾的官员来说，他们很容易产生自我贬低、自暴自弃的不良心态，再加上自身的心智不健全，心情长期压抑焦虑，久而久之，这种压抑的情绪在心里累积久了，就会使他们患上抑郁症，严重者会因抑郁而自杀。

（三）明星

当年，张国荣突然跳楼自杀让很多人在惋惜的同时感到不可思议，近些年来，娱乐圈中也相继曝出一系列因为抑郁症自杀的明星，而歌手杨坤、主持人崔永元等也都曾经自称有抑郁症的倾向。于是很多人都会问："明星有名有钱，怎么还会那么容易想不开呢"？

其实，娱乐圈一直都是抑郁症的高发区，很多明星虽然外表看上去靓丽光鲜，但其实都是"自由职业者"，他们没有固定的收入，如果长时间不能演出拍片，生活就会陷入困境。现在的演艺圈竞争如此激烈，没有名气的想出名，已经出了名的担心过气，于是为了保持高名气，很多明星对自己的外形会十分敏感，一旦自己的形象影响到自己的名气，就会产生失落挫败感。很多明星因为压力过大长期处于一种紧张焦虑的状态，这种情绪积累久了，就会因此出现抑郁自杀。

除此之外，还有一点也是很重要的，就是身为一个公众人物，明星们不能像普通人一样拥有正常的家庭和朋友，所以，即使心理上出现了问题，也不能及时地倾诉出去，即使是在迫不得已的情况下去医院治疗，也会被拿来当做重大新闻一样炒作，所以，明星是很容易出现抑郁自杀行为的。

（四）老人

现代社会，随着老龄化进程的不断加快，一些得不到良好医疗服务，并且自身患有身体功能障碍的老年人数也在不断增加，同时，老年人的自杀率也逐年增加。根据 2010 年的一份老年人心理状况测评结果显示，我国的老年人抑郁比例高达85%，所以，抑郁症是老年人自杀的一个十分重要的因素。

那么，是什么原因让老年人成为抑郁自杀的高发群体的呢？其实原因很简单，人到了老年时间，身体的自我调节能力变差，身体的各项功能都呈现渐渐衰弱的态势，再加上本身对抑郁病症的情况不是很了解，所以即使患上了重度抑郁症自己也不会知道。而对于很多老年人来说，儿女长大工作了常年不在身边，这又会加重老年人心理上的失落和孤独感，从而使他们产生长期抑郁的心理。此外，还有些老人感觉自己上了年纪，身体失去了工作的能力，认为自己已成为社会废物或者寄生虫，于是心理上产生不可饶恕的负罪感，进而情绪低落导致自杀或者自我惩罚。

（五）医生

调查数据显示，医生抑郁自杀的概率是普通人的 4 倍，大约有70% 的医生都或多或少的存在抑郁症状。据 2012 年 8 月份美国对15000 名医生的问卷调查显示：在之前的一年当中，有 1/5 的医生都产生过自杀的念头，而且多数都是年轻医生。那么，为什么作为人人羡慕的白衣天使，也会成为抑郁自杀的高发人群呢？

根据《央广新闻》的报道显示，我国的医务人员大约有 70% 都处于亚健康的身体状态，有 20% 的医生经常产生失眠的症状。此外，这些年的调查研究发现，医生患有抑郁自杀的比率是非常高的。医生之所以会成为抑郁自杀的高发人群，首先是因为职业本身的缘故——医生这个职业外表光鲜，实则是一个需要频繁加班、过度劳累、收入不高、压力过大的职业；其次，医生的职业特点也使他们不太愿意去寻求他人的帮助，他们总是认为自己才是最适合照顾自己的人，一旦身心产生了问题，他们会比较倾向于自我调整，而当调整无效的时候，他们就很容易走向极端；再者，医生的性格一般都会比较内向，对工作也极力追求完美，所以相对于从事其他职业的人来说，他们更容易让自己走向绝路。

（六）全职家庭主妇

作为一名全职家庭主妇，生活中的大部分时间都是在家里度过，缺乏和社会的沟通和联系，所以一个人憋久了很容易产生抑郁状况，严重的患者很有可能会做出抑郁自杀的极端行为。

据了解，深圳心理援助热线自 2009 年开通以来，一共接到大约200 名全职主妇的来电咨询，其中有自杀倾向的就有大约 30 人，所占比例高达 15%。而在来电咨询所涉及的内容上，恋爱婚姻问题高居首位。所以，一些心理专家认为，如果全职家庭主妇的婚姻生活出现了问题，妈妈们最好在小孩子 2 岁以后重新投入到社会生活当中去——在与社会的沟通过程之中逐渐摆脱烦恼，这样，自杀的概率也会迅速降低。

二、导致抑郁自杀的相关因素

在我国，自杀是第五大死因，而在 15 到 34 岁的人群中，抑郁自杀是首要死因。现代社会，物质丰盈，人们的生活水平相比之前有了很大的改善，那为什么还会有那么多人因为抑郁自杀致死呢？其实，自杀受很多因素的影响，到目前为止，大量的研究都表明抑郁自杀行为与人的性格、幸福感、社会感、抑郁症状等心理、社会因素有关。具体导致抑郁自杀的因素主要有以下几点：

（一）遗传学因素

抑郁症虽然不是遗传性疾病，但是它的发生和遗传因素有着紧密的联系。调查显示，在抑郁自杀身亡的人群当中，有很多人患有精神疾病和性格障碍；抑郁症患者家族中有精神病患者的人数高达 40%，而抑郁症患者的亲属患抑郁症的概率也是一般人的 20 到 30 倍。所以，遗传因素在自杀行为中起的作用是很关键的。

还有一些人，在经历过一些创伤事件后也没有试图采取自杀行为结束自己的生命，这说明，抑郁自杀还存在着内在易感性。自杀易感性是一个人在应激环境下是否想要自杀的决定性因素，科学家通过对易感性模型的研究后认为，我们每个人的心理素质是由遗传和后天的环境因素共同决定的，像一些早年的慢性疾病、环境因素、药物滥用等都对自杀易感性起决定性的作用。此外，科学家还特别强调了一种叫 NA 的物质，当人暴露在应激环境下时，神经元的放电活动增强，NA 的释放增加，所以，这种叫 NA 的物质在应激环境中起到的作用是很大的。

还有些科学家表示，人们之所以会产生抑郁自杀行为，很可能是由某一种基因所致，这种基因可以对中枢神经系统的信号传递或者神经发育产生影响，所以，凡是和参与或修饰神经肽、激素等相关的各种酶类和相关的基因，都可能和抑郁自杀行为有着密切联系。

（二）心理因素

说起心理因素，首先要提出的就是绝望感。自杀的人们通常都是在失控到极致，对生活完全丧失了希望才产生的一种极端的行为。人的绝望感越高，患有抑郁症的风险越大，当这种绝望感已经濒临极限的时候，就会产生抑郁自杀的极端行为。这一点男女之间是没有区别的，虽然研究表明，女性比男性患抑郁症的概率要大很多，但这只是因为女性比男性更容易产生消极悲观的情绪罢了。

其次是负性生活事件。对于女性来说，导致其抑郁自杀的问题主要来自于家庭问题，个人交际中所面临的危机和挫败；而男性抑郁自杀的问题主要来自于失业、法律纠纷等工作上的问题。在面对应激事件上，男性对于工作、离婚所导致的抑郁成分更加敏感，而女性则对人际交往所导致的抑郁成分比较敏感。大多数的研究都表明，女性更容易受到情感方面的伤害，所以家庭和婚姻的矛盾与冲突是女性的抑郁自杀行为的最常见因素。

再者，自尊、自卑感和幸福感也是导致抑郁自杀的危险因素。抑郁自杀的人群普遍存在自尊水平和幸福感降低等消极状况。我们知道，从青春期开始，女性就会扮演一种弱者的角色，整个社会对于性别的分化也使女性将更多的自尊建立在和他人的关系上，并且将他人对自己的印象和评价作为衡量自己行为和价值的标准。因此，女性会很容易变得自卑和依赖他人（男性的情况却与之大大相反）。所以，女性比男性更加容易出现自尊感、幸福感降低的情况，这同时也增加了女性抑郁自杀的概率和风险。

此外，人格特征与之抑郁自杀密切相关。人格特征首先是由遗传因素决定的，其次是在这个基础上通过后天的环境因素、教育因素等作用逐渐形成发展起来的一种比较稳定的个性心理特征。有研究表示，抑郁自杀患者很可能存在倾向于自杀行为的病态人格特征。对于女性来说，有三种病态人格比较常见：癔症性人格（不成熟、幼稚）、病态性人格（情绪不稳定、易怒、难以揣测）、偏执型人格（敏感、多疑等）。而科学分析，女性抑郁患者的神经质因素相对于男性也比较明显，所以女性更容易出现抑郁自杀行为。此外，还有一类人的自杀是受其本身对自杀态度的影响。自杀态度是抑郁症患者对自杀行为的认知和理解，当抑郁症患者对自杀产生一种宽容、认可的态度时，就会很容易出现自杀行为。

（三）社会、家庭、文化因素

社会因素主要包括社会经济地位，婚姻状况和家庭因素；文化因素主要包括文化、宗教信仰、风俗习惯等。

首先讲一下社会经济地位对人的影响。通常情况下，有自杀企图的抑郁症患者要比一般抑郁症患者的社会经济地位低。调查研究发现，失业人群中抑郁自杀的发生率要远远高于就业人群。由于人通常在失业期间选择自杀，所以死亡率的上升通常也伴随着失业率的上升。而有专家还提出，当一个人的社会地位超出正常范围时，也就是社会地位过高的时候，自杀的比率也会增加，这可能就是我们通常所说的"高处不胜寒"吧！所以，很多人主张对用人单位和一些社会服务人员进行预防自杀的教育，这样可以提升社会对失业导致抑郁自杀这一现象的重视。

其次是家庭因素和婚姻状况。许多调查研究表明，家庭因素是导致很多人自杀的主要原因。抑郁自杀的人相对于其他家庭，其家庭的亲密度、和谐度、娱乐度、适应度等的矛盾会比较突出，所以，家庭关系是否和睦会直接影响到人们的身心健康和生活质量。而同样是抑郁症患者，那些单身、离婚、寡居的人要比已婚的人出现抑郁自杀的概率高，因为社会孤独感会严重增加人们自杀的倾向。有专家指出，女性多数会因为家庭婚姻质量变差导致抑郁自杀。所以，家庭的和谐可以减缓人们日常生活中的压力感和紧张情绪，良好的家庭氛围可以增强家庭成员之间的亲密程度，增加欢乐情绪，从而减少抑郁自杀现象的发生。

除了社会家庭因素对抑郁自杀现象的影响比较直接以外，社会文化、宗教信仰等因素也是抑郁自杀现象的导火线之一。

世界上的人们由于其历史和地理位置的差异会产生不同的风俗习惯和文化宗教信仰，而抑郁自杀现象在不同国家的文化中表现得也不同。举个例子来说，世界上有很多国家都是男性自杀率高于女性，但是在中国却恰恰相反。这一特殊现象的背后是包含很多传统文化因素的。

基督教是西方人普遍信仰的宗教，熟悉基督教的人都知道，基督教的前提是承认人的缺陷和罪过——人从来就是罪孽深重的，所以，长期的内疚心理会使人的罪恶感和一些不良行为恶性循环。但是中国的文化则认为："人之初，性本善"。所以，中国的抑郁症患者中，这种罪恶感出现的是比较少的。随着社会的进步与发展，不同国家的文化相互交融，对于抑郁症的研究和调查也会因为地区的不同产生部分本质上的变化。

中国人得了抑郁症通常表现为身体上的一些症状，所以，人们常常会到一些全科门诊或者综合医院的神经科进行治疗。虽然这种现象在中国男女之间是没有差异的，但是国外的一份研究报告显示，男性却要比女性产生更多的身体症状。而在中国，很少有人会把情绪低迷看成是一种病症，所以每当这种心态产生的时候，人们总是尽力地将这种情绪压抑下去，努力使自己变得乐观，长此以往，也就加重了抑郁症患者的心理郁积，甚至会使他们严重到抑郁自杀的地步。此外，中国的文化主张悲由心生，脏器是各种情感产生的心理基础，所以精神上的症状更容易使人产生身体上的症状，但是在美国和一些西方国家的研究中却不这样认为，这样一来，我国的抑郁症检测率也会低于西方国家。鉴于这种情况,中国人应该加强对抑郁症的辨识。

大多数的研究都表示高度的社会支持是导致抑郁自杀现象的保护因素。由于中国历史上延续下来的血缘纽带关系和伦理道德传统,使得中国人的心理支持比国外社会都要强。但是即便是如此,中国的自杀率也不比外国低。有调查显示,中国的自杀率已经达到十万分之二十四,大约相当于美国的两倍。在中国农村,人们通常会因为复杂的家庭亲缘关系引发的一系列错综复杂的事件而自杀。但是出现这种情况,相关的执法部门却不能介入到人们的家务事当中,所以说,社会心理支持在一定程度上是把双刃剑。

以上就是导致抑郁自杀现象的几种常见因素,只有抓住现象产生的原因,才能对号入座,对症下药,进而从根本上解决抑郁自杀这一危险现状。

三、抑郁自杀的前兆

上海黄浦区精神卫生中心心理科专家门诊李主任曾经接诊了这样一对来看病的夫妻。男的说:"最近我发现我老婆的脾气变得非常不好,经常'作',您看一下是什么原因。"

李主任见女方的焦虑情绪很严重,而且不断地叹气,便将她的爱人先打发到一边回避。在随后的交谈当中,女方突然说了一句:"不想过年了",这时李主任觉得她一定是要寻短见了。最后,李主任得知,这位女士其实已经预备好要在过年之前自杀。于是,李主任当夜就对这位患者进行了心理治疗。经过一段时间的坚持后,患者才康复出院。

事后,李主任对记者说:"患有重度抑郁症的患者往往会产生自杀的念头,而在自杀之前,会产生异于平常的一些举动,就像本案例中李女士的'作'。实际上,这并不是什么'作',而是患者精神痛苦的表现。一般对患者不够关心的家属会忽略这种异常的情绪，从而断送一条性命"。

抑郁症并不是一朝一夕形成的，尤其是有自杀倾向的抑郁症患者，一定是情绪长时间得不到宣泄导致的。通常说来，患者家属除了要对抑郁症患者多加关心以外，还需要知道，抑郁症患者在自杀前一定会有以下明显的状况发生，如果出现下列症状，患者的家属就应该充分提高警惕了。

（1）一直生活在自己的世界里，逃避和厌恶与他人接触。

（2）会自然而然地产生一种跟亲人道别似的姿态，跟好久不见的人约出来见面，进行长久交谈；表示对亲人的谢意或者送亲人礼物，当你问他（她）怎么回事时他们的反应往往是支支吾吾。

（3）明显感觉像变了一个人似的，喜怒无常的情况增加，会做一些平常根本不会做的举动；会写一些预示自杀的信件或者短文诗词；还有平时明明内向安静的人，会忽然变得歇斯底里。

（4）容易向自己平时最信任、最亲近的人表现出想自杀却又十分留恋的情绪，但却不能直接表达出来。

（5）严重的失眠，食不下咽，夜不能眠，对家人的劝解关心没有过多反应，还会常常盯着一个地方发呆哭泣。

（6）自杀前的抑郁症患者会变得非常焦虑和狂躁不安，情绪相对之前更加冷淡和低落，经常以大哭的形式来表达自己的留恋之情。

（7）记忆力减退，注意力难以集中，行动力迟缓；穿衣吃饭等日常动作也会显得力不从心，且不记得自己刚刚做过什么。

（8）患者的心境会在昼夜产生很大的变化，早午的时候陷入低潮期，心情抑郁，不说话；下午及晚上心情会慢慢有所好转，能进行简单的对话和进餐，且这种变化的发生率大概为50%。

（9）消极悲观的情绪占据绝大部分，患者通常感觉内心的悲苦无人理解，伤心、绝望，感到生活不值得人留恋，并有十分强烈的轻生意图，求以死解脱。

由此可见，抑郁症患者在实施自杀行为之前都有很明显的征兆，患者家属一定要多加注意。毕竟患者不是真的要一心求死，他们只是想寻求内心中的一种平静，而这种平静，他们认为只有死亡才能带给自己。此时，患者的内心是十分痛苦的，他们只是觉得自己再也承受不了这种不知名的痛苦，由此才想到了自杀。所以这时候家属除了看着他们，防止他们做傻事，还要适当地排解他们的抑郁情绪。要让他们相信，亲人们对她们的爱都是真的，没有他们亲人们真的会活不下去。

 ## 四、怎样预防抑郁自杀？

台湾艺人倪敏然的抑郁自杀事件曾经给整个台湾社会带来巨大的反响，接踵而至的名人自杀事件也为现在的人们敲响了警钟，抑郁症似乎成为了现代人们的头号致命杀手。那么，在日常生活中，我们应该如何帮助抑郁患者，防止他们自杀呢？想要让抑郁症患者摆脱抑郁症的阴影，远离抑郁自杀，那么就必须让他们接受以下治疗：

（一）药物治疗

很多人会有一种错误的想法：抑郁症只是心理出了问题，只要找心理医生进行咨询就可以了。其实，大量血的事实告诉我们，想要摆脱抑郁症，必须使用药物进行治疗。很多患者之所以能够自杀成功，就是因为没有及时进行药物治疗。抑郁症的药物治疗一般可以分为三个阶段。接下来，我为大家详细地介绍一下怎样在这三个阶段对抑郁症患者进行有效的药物治疗。

首先是急性治疗阶段。这个阶段一般指药物治疗的前三个月，这三个月的治疗目标就是使患者可以明显地改善抑郁症状，缓解病情。

其次是持续治疗阶段。这个阶段大约要持续六个月的时间，这一阶段的主要治疗目标是巩固前三个月抑郁症患者的病情，防止复发。

最后是维持治疗阶段。此阶段的治疗目标是预防病情的复发。医学研究发现，有大约85%的患者曾经多次复发，所以，对抑郁症患者进行持续性的治疗是很有必要的。通常情况下，如果患者在第一阶段的治疗中病情有了缓解，但是不久又开始发作，那么，对于第一次的发作，药物治疗的持续时间应该是6个月到一年；如果是第二次发作，那么治疗的持续时间应该是3到5年；如果是第三次或者更频繁的发作，那么就应该长期或者终身进行服药治疗了。虽然现在治疗抑郁症的药物副作用都比较小，但是长期持续性地用药还是会对身体产生很多不良影响的，主要表现在体重增加、失眠、便秘等。所以，目前医生普遍赞同的一种做法是将药物治疗和心理治疗有效地结合起来，这样能更加有效地预防抑郁自杀，同时也可以减少抑郁症复发的概率。

（二）心理治疗

心理治疗抑郁症首先需要做到倾听。作为一名合格的心理医生，在与抑郁症患者接触的过程中，必须要做到的就是认真倾听患者提出的问题，做一名合格的倾诉对象。这样一来，患者可以通过倾诉发泄心中的苦闷，瞬间产生一种轻松和解脱感；医生则可以有充分的时间来了解患者的病史，进而对其做出正确的诊断。

其次是解释指导。当患者倾诉完毕，医生就要对患者进行心理上的疏导和健康知识教育，使患者充分地了解所患疾病的实质，并对治疗的前景充满信心。

接着是提高患者的信心。抑郁症患者往往都会产生严重的消极、悲观、自卑等情绪，作为一名心理医生想要使他们恢复健康，就必须帮助他们重新找回自信，找回面对生活的勇气。这就要求对患者的优点和长处积极地给予肯定和强调，而且医生也要帮助患者树立"知足者常乐"的心态，从而让他们轻松乐观地面对人生。

最后是强调自助。所谓强调自助，就是鼓励患者增强独自解决问题的能力。在进行心理治疗期间，抑郁症患者已经习惯了将医生作为自己的"拐杖",事事依赖医生,所以心理治疗的善后工作就是帮助患者渐渐摆脱"拐杖",学会独自处理生活中遇到的问题(这也是心理治疗的最终目标)。

(三)环境疗法

环境疗法是被证明非常有效的治疗抑郁症的方法,它可以结合心理治疗,让抑郁症患者远离城市的喧嚣,到一个风景秀丽、静谧的地方静下心来调养,不再想那些让自己痛苦的事情。央视"名嘴"崔永元在患抑郁症期间就去云南静养了一段时间。我想,每个人心中都有个想去的地方,一片梦中的净土,而这些足以支撑你走出抑郁症的阴霾!

此外,要留意抑郁症患者的求救信号。

很多抑郁症患者在自杀前都会不同程度的用语言和行为明显地表达自杀的意向,这种表达实际上是在向人们发出求救信号。所以,我们应该及时破解这些信号,使用正确的方法对其进行干预,以达到预防他们抑郁自杀的目的。

抑郁症患者在自杀前通常会有一些暗示性的行为和语言。比如他们会说:"人活着真没意思""这个家以后就靠你们了""你们的恩情我下辈子还给你们"等。行为方面,患者通常会立遗嘱,收拾东西,安排后事;情绪由高昂变得抑郁低沉,还会经常性地打电话给亲戚朋友交代一些事情等。

可以说,只要及时地破解这些暗号,就可以有效地预防抑郁自杀事件的发生。而自杀有很多方式,比如服毒、自缢、跳楼等,常用的工具有绳索、剪刀、安眠药等,所以,患者家属需要将这些危险的物品放在当事人不容易找到的隐蔽地方;对于住高楼的患者来说,最好在阳台上安装防护栏或者防护网;在患者进行药物治疗期间,不要将大量的药物一次性全部交给患者,应该按照每天每次的剂量调配好再交给患者。上面所述的这些都是作为患者的家人和朋友应该做到的事情。

除此之外，日常生活中，我们首先应该密切地关注抑郁症患者的生活，尊重他们的人格，不要让他们感到自己的特殊，不要过分地关心他们，要经常让他们做一些力所能及的事情。但是，对他们的关心我们应该做到持之以恒，如果在患者康复以后我们又恢复了对他们冷落歧视的态度，那么他们就会重蹈覆辙，甚至重新燃起自杀的念头。

 ## 五、抑郁自杀的催化剂——抑郁症的复发

抑郁症是一种因心理上的压抑导致的精神疾病，很难被彻底根治。抑郁症一旦复发，会比首次治疗难很多。若患者知道自己再一次患上了抑郁症，绝望之余自杀的概率也会增加，可以说是十分危险的。所以警惕并预防抑郁症的复发就变得极为重要了。这就需要人们注意以下几点：

（一）抑郁症的复发因素

首先是患者自身的因素，一般来讲，容易产生抑郁症复发的患者具有以下几个特点：①没有坚持用药者，很多患者的抑郁症往往还没有完全治愈他们就擅自停药；②治疗后仍有抑郁情绪者；③一直生活在应激环境下的抑郁症患者；④对现实的工作生活仍不满意者；⑤存在其他身心方面的疾病者；⑥虚弱体质患者，像肝虚、脾虚、肾虚等患者。

其次是情绪上的刺激。情绪的再度刺激是抑郁症复发的关键因素。所以，对于那些已经痊愈的抑郁症患者，不能无所顾忌。而患者的家属应该对其今后的工作和生活重新进行安排，尽量使他们避免激烈的周身环境，从而使他们避免过度的压力和强烈的刺激。

再就是季节因素。

中医认为，天人合一，气候的变化和人的身体变化是有很大联系的。一般在秋冬季节，气候的变化和更替很容易导致抑郁症的复发。

"秋愁"就是说的这个道理。此外，春季也是抑郁症复发的高发期，所以，春季的抑郁症治疗也很关键。

此外，就是治疗单一。对于重度抑郁症患者，单纯地用药治疗是不能从根本上除去症状的，停药后很容易复发，所以除了使用药物治疗，一定要配合其他方法进行治疗，比如心理疗法、光照疗法、食物疗法等。

（二）抑郁症复发的前兆

一般来说，抑郁症复发会有以下前兆：

1. 注意力、精力下降，容易疲劳　患者在做一件事情的时候通常会走神儿，心不在焉，记忆力减退，或者经常独自一人坐着发呆。此外，患者还会出现疲劳、精力下降、工作效率降低等情况。

2. 性格变得孤僻，不愿意参加日常社会活动　患者通常突然不愿意与人接触，不愿意参加日常社交活动和集体活动，就连最好的朋友也不经常联系。

3. 情绪不稳定，容易生气，烦躁　患者的脾气突然变得暴躁，易怒，小心眼，情绪控制能力急剧下降，经常与家人朋友发生冲突等。

4. 对生活失去兴趣　患者会突然对自己曾经感兴趣的东西失去热情，出现闷闷不乐的现象。

5. 性欲或性功能下降　患者会突然对异性不再感兴趣，不关心自己的形象，性生活减少，出现性冷淡甚至阳痿。

6. 睡眠习惯改变　患者经常出现失眠、嗜睡等睡眠障碍，原来的睡眠习惯改变，若是不注意，很容易导致抑郁症复发。

（三）防止抑郁症复发的关键

抑郁症的复发对抑郁症患者是极为不利的，抑郁症患者想要不被抑郁症复发折磨，就必须做到以下几点：

1. 要充分地认识到抑郁症复发的严重性　抑郁症每复发一次，治疗的难度就会增加一次。所以，要对患者进行劝说和教育，使他们明白抑郁症复发的危害，建立面对新生活的决心，积极配合治疗。

2. 坚持治疗，不能擅自停药 很多患者在症状改善后，就不再进行必要的维持治疗，这往往是抑郁症复发的一个重要原因。所以患者一定要定期去门诊进行复查，使用小剂量的药物进行维持治疗，同时医生要对他们加强心理教育等。

而由于现在治疗抑郁症的药物大多耐受性好，副作用小，使用比较方便，所以医生推荐以急性期治疗量作为维持治疗的剂量，这样可以有效地防止复发。如果需要停止治疗，药物的剂量应该缓慢地递减，避免立即停药。

值得注意的是，抑郁症患者在治愈的两年时间内，应该经常去门诊进行复查，最好是一个月一次。复查过程中，医生应该积极地对患者进行用药教育，耐心询问患者在用药后的症状和感受，对药物产生的不良反应应该采取正确的措施进行处理，不能只走过场。

除了维持治疗之外，抑郁症患者还应该进行预防性治疗。内源性抑郁症是一种复发率很高的病症，所以患者很有必要对它进行预防治疗；那些经常复发的抑郁症患者在治愈后也应该进行预防性治疗；有些抑郁症患者的病情是随时间和季节的变化而变化的，这些人同样需要适当地进行预防性治疗。在预防治疗的用药方面，中医上还很难给出一个明确的答案，主要还是根据患者自身的体质辨证来选用药物。

3. 早发现，早治疗 防止抑郁症复发的又一个关键就是早发现，早治疗。如果患者发现自己产生了自杀的前兆，那么一定要正确地看待这一事实，树立乐观积极的态度，尽快去医院诊治，不要存在侥幸心理。在日常生活中，抑郁症患者要经常进行一些娱乐性的活动，让自己时刻保持轻松的状态。而当患者的家人或者亲属发觉了患者抑郁症的前兆，一定要耐心督促和劝说患者及时就医，及时调整患者的工作和生活节奏，及时对患者进行精神上的鼓励，使患者从悲观消极的情绪中摆脱出来，阻止患者的病情继续恶化。

对于医生来说，一定要高度重视抑郁症的复发，不能仅仅简单地给抑郁症复发者开药，还要和患者进行细心地交谈，尽可能多地了解患者最近的生活情况和情绪变化，从而对患者进行心理疏导，引导患者建立战胜病魔的决心。

另外，在早发现、早治疗这一问题上还有一点可能大家比较疑惑，就是怎样才能判断患者是病理性抑郁症复发还是正常的抑郁？

正常人的抑郁一般都是"事出有因"，是以客观事物的变动产生的，不会无缘无故地产生消极情绪，而病理性的抑郁恰恰相反；正常人的抑郁现象通常都是短暂性的，人们会通过自我调节、自我暗示等方法很快摆脱不良情绪。但是病理性的抑郁通常会持续存在很长时间；病理性抑郁患者一般有节律性症状，一天的不同时间会有不同心情产生；病理性抑郁还会伴有持续性的失眠，还会出现食欲、性欲、体重下降的情况，甚至全身上下会出现不适感。

4. 康复期的良好生活指南　拥有一个好的生活习惯对维持身体的正常运转意义重大，而康复期拥有一个良好的生活习惯和状态对于患者恢复健康的帮助也很大，所以，抑郁症患者应该为自己的康复期制定一个良好的生活指南。

好的生活习惯首先是要养成良好的生活规律——患者要保证优质的睡眠质量，早睡早起，让身体形成一个规律的生物钟，而且生活中要养成多做运动的好习惯；其次，患者要为自己制定适合的生活计划，尽量让自己的生活充实起来——只有在行动和实践中，才会培养起自信心和对生活的热爱，千万不要无所事事，静坐发呆打发时间，这样很容易会让自己再次陷入抑郁的状态，从而引起抑郁症的复发；再者生活中要积极地和他人交流，把自己融入到人群之中，因为人际交往是完善人格的一个很重要的因素。

更为关键的是，不管做什么事情，抑郁症患者都尽量让自己保持一个放松的状态，正确对待生活的压力，因为压力本身就是一种很自然的现象，适当的压力不会对自己的身心产生很大的影响，所以抑郁症患者应该学会将压力转换为动力，进而促使自身成长。

当然，抑郁症患者还需要努力消除消极的、悲观的思维方式。俗话说："态度决定人生"，不同的态度对事物所反映出来的结果是不同的，因此抑郁症患者要积极地看待每一件事，及时调整自己的不良心态，建立起优良的生活态度。

总而言之，预防抑郁症复发是抑郁症患者防止抑郁自杀的关键所在。抑郁症患者只有根据自己的情况采取针对性的措施，才能使自己避免抑郁自杀。

第八章
改善思维迟缓
——跳出心理定势，不要让表面现象困住思维

　　人的心理机制是随时间的变化形成的产物，每种心理都有其特定的功能，人的所有社会行为都是心理机制和环境相互作用形成的。根据进化论的观点，为了得以生存，物种自身会发生相应的变化；根据进化论的观点，人类的心理机制经过自然选择的过程，使人类更有可能生存并且繁衍后代。例如，对一切陌生事物的恐惧感；对被社会排斥的焦虑感以及择偶行为等。

　　心理定势是一种不良的心理机制，它的形成是一个长期的过程，同时也是一种心理障碍，一种思维定势，是导致抑郁症出现的主要诱因。在生活中，有些人总是经年累月地按照一种既定的模式运行，从不尝试换条别的路，通常就是我们所说的"一根筋""一棵树上吊死""撞到南墙不回头"的性格，这类人总是钻牛角尖，将自己困在无法自拔的囹圄之中，这就很容易使他们衍生出消极厌世的悲观情绪。这其中的很多人因为走不出思维定势，所以一生也走不出可悲的结局。

　　心理障碍是人人都会遇到的，只是每个人的程度不同，轻微的心理障碍是可以调整的，比如很多人因为失恋、失业等原因产生情绪的波动甚至失控，多数人会积极地寻求家人和朋友的帮助，有的人还会求助于心理医生，经过一段时间的调整，一般都会渐渐康复。但是严重的心理障碍就是一种病态了，而病态性格是人格发展严重偏离正常的现象，以至于不能进行正常的社会活动。病态性格也是抑郁症发病的主要因素之一，它通常会对我们的身心健康造成严重的危害，从而

引发一系列的身体疾病和心理疾病，严重的还会导致抑郁自杀。

 一、常见的病态性格有哪些？

很多人拥有病态性格，但自己却不知道。这不仅会影响自己的身心健康，也会对他人的内心产生伤害。所以及时地认识自己的病态性格，并且加以调节和治疗迫在眉睫。下面我就介绍几种常见的病态性格。

（一）癔病性格

癔病性格的主要表现就是情绪不稳定，这种性格的人即使在非常轻松的情况下也会产生很强的情绪波动和冲突，他们喜欢感情用事，性情多变，平时喜欢想入非非，生活稍有不如意就会产生强烈的暴躁情绪，碰到意外事故往往容易慌了手脚，缺乏自制力和解决问题的能力。拥有这种病态性格的人仅仅通过意志力的控制是远远不够的，最好能让自己镇静下来，深刻地进行反思，并学会控制自己的情绪。

（二）抑郁性格

抑郁性格的人多表现为长时间的情绪低迷，心胸狭隘，经常因为一些小事过度烦恼，不能自拔。此外，他们性格孤僻，不愿意和他人交流来往，对事物缺乏兴趣，对很多事情过于敏感，严重的还会产生轻生的念头。

具有抑郁性格的人一定要逐步建立起对待生活的乐观态度，遇事尽量将大事化小，小事化了；经常参加一些体育活动和社交活动，学会和他人分享自己的欢乐；当出现烦恼的时候也要学会向他人倾诉。

（三）躁狂性格

拥有躁狂性格的人会经常出现情绪的极端变化，或者是一段时间持续情绪高涨、心情愉快、爱好广泛、脾气暴躁的现象，甚至产生攻击性或者破坏性行为。而一旦情绪低落，就会悲观消极，思想愚钝，怨天尤人，对一切都缺乏兴趣，还会时常感到疲惫无力。

这种性格的人应该时刻调节自己的心理。情绪高涨的时候不要太过激进，多做一些有意义的事情；情绪低落的时候也不要破罐子破摔，要尽量做一些力所能及的小事，并鼓励自己重新拾起对生活的希望。

（四）分裂性格

分裂性格的人通常会表现出内向、害羞、胆怯、不思进取等行为。这种人喜欢独自苦思冥想，不愿意和他人进行交流，对别人总是有一种抵触攻击的情绪。他们总是对自己缺乏信心，觉得自己样样都不如别人，对自己的前途通常抱有一种消极的态度。他们中的多数人都不修边幅，生活懒散，做事不考虑他人的感受，一切都是以自我为中心。

这种性格的人应该多走出去和这个世界交流，通过在与他人的相处中培养自己的能力和自信，消除心理负担，而即使被别人误解冷落也要坦诚相对。

（五）偏执性格

偏执性格的人主要表现为固执，自负。这种性格的人总是自我评价很高，固执己见，特立独行，所以会经常与别人产生冲突和争吵，即使在事实很明显的情况下也会强词夺理，极力地推托自己的责任。这种性格的人嫉妒心一般都很强，所以很容易使自己的人际关系处于紧张的状况。

具有偏执性格的人应该加强自身的修养，待人接物要随和，要做到"己所不欲，勿施于人"，做事一切从实际出发。

（六）强迫性格

强迫性格人群的共同特征是：做事过于拘谨仔细，严格遵守标准，凡事追求十全十美。他们平时会经常自我怀疑，过分自我克制，生怕自己的一点儿疏忽会给别人带来损失，但是这类人的办事效率通常不高，工作缺乏创造性和灵活性。

强迫性格的产生最主要的还是家庭因素，研究表明，很多强迫性格者的父母从小都对孩子十分严格古板，因此形成了孩子一味地追求标准、追求思维定势的习惯。

（七）攻击型性格缺陷

这种性格的人最典型的表现就是做事从不"三思而后行"。他们的心理通常比较幼稚，而且他们判断能力不强，没有主见，容易被别人怂恿，做事鲁莽不考虑后果。

这种性格在人的青少年时代比较多见。通常这种攻击型的性格缺陷分为两种类型：主动攻击型和被动攻击型。

主动攻击型就是我们上面所讲的情况，而被动攻击型的人通常外表上表现得很温顺，但是内心却充满敌意和攻击性。通常反映为对工作、学习、生活和社会的不满所表现出来的反抗情绪。如果不及时控制和治疗，会产生严重的人格障碍，像是一些赌博狂、纵火狂、漫游狂等都是由这种性格逐渐发展的结果。

 二、病态性格产生的原因

病态性格产生的原因是极其复杂的，具体来说主要与以下因素相关：

（一）遗传因素

人的性格和遗传因素有很大的关系，我们不仅仅从父母那里继承了身高、五官等生理特点，同时继承的还有性格。孩子的很多性格特点都是遗传了父母的，我们经常说的"有其父必有其子"说的就是这个道理。

同样，病态性格也是具有遗传生理基础的。1930年，医学家卡尔曼通过调查发现，在同一个家庭中，病态性格的发生率是最高的，他们的亲戚中病态性格的发生率和血缘关系也是成正比的。不久，意大利的犯罪心理学家罗伯斯也对一些罪犯的家庭背景做了大量的调查，结果发现，多数罪犯的亲属都患有不同程度的人格障碍，而且他们的亲属患有病态性格的比率要远远高于正常人。所以，遗传因素对于病态性格的形成意义重大，不可忽视。

（二）病理生理因素

科学家曾经对病态人格的人群做过脑电图的研究，结果发现，这些人群的脑电图异常现象比正常人要多。科学家解释道，这是因为患有病态性格的人大脑皮层的成熟相对延迟，一般到了中年后这种情况才会好转，这也与大脑皮层成熟度的增加成正比。

还有的研究认为，病态性格患者的神经系统是有缺陷的，并且通过观察发现多数病态性格患者的行为通常是被一些偶然或者突发的事件控制和左右的。所以研究认为，这很有可能是因为这些人的大脑皮层和神经组织之间的协调作用出了问题，或者是各级信号系统之间的协调性出了问题，等等。

（三）家庭社会环境因素

"人类心智的最大影响力来自于我们所生存的社会"。人作为社会中的一员，是与社会相互作用、相互影响的，所以，人的性格包括病态性格的形成是与社会分不开的，所谓"近朱者赤，近墨者黑"说的就是这个道理。

根据美国曾经发布的一项数据统计，2012年，美国的病态性格患者占全美国人口的20%。很显然，这是与资本主义本身具有的弊端分不开的。资本主义国家的家庭结构不稳定，偷窃、抢劫、卖淫、离婚等不良的社会风气和道德底线的缺失普遍存在，青少年儿童往往在很小的时候就沾染上了色情暴力等不良社会风气。在我国，社会主义制度以其独特的优越性使人们普遍得到社会和家庭的关爱，优良的社会大环境也为每个人的健康发展提供了条件，所以我国的病态性格患者的数量是远远低于资本主义国家的。但是近年来由于现代化进程的加快，个人主义，享乐主义、拜金主义等腐朽观念也如潮水般涌入中国，随着中国资本化程度的加深，社会中的不良成分对我国青少年的影响也越来越大。

上面所讲的是社会大环境对于人性格的影响，而社会文化对人的性格的形成也具有深远的影响。

社会文化对父母的思想和行为会产生根深蒂固的影响，而父母的思想行为又会直接决定子女的性格和态度。从孩子刚一出生，父母就会用整个社会公认的标准来要求自己的子女，并且会根据子女的行为是否与社会准则相符合对他们表示认同或者不认同，所以，孩子在父母眼光的支配下，就形成了一种特定的性格。这种性格有可能是完整的，也有可能是病态的。

而社会阶层也会对人的性格产生影响。社会阶层是按家庭收入、社会地位、受教育程度等来划分的，可化分为低收入阶层、高收入阶层、知识分子阶层等。不同阶层的人的生活方式、人生观、价值观也不同，对子女的教育方式、人生期望也不相同。一般来讲，贫困家庭的父母对子女都比较严苛，由于自身的受教育程度也不高，所以经常会采取打骂的方式进行教育。因为贫困，会引发很多家庭矛盾，所以家庭关系不和睦，家庭气氛紧张，而这些都会给孩子带来消极负面的影响，造成孩子性格的压抑和自卑，如果不及时发现和教导，长期下去是很容易使孩子形成病态性格的。但是很多家庭状况较好的家庭，情况也不容乐观，这类家庭通常习惯对孩子进行管束和制约，对孩子的要求也比较高，而在这种情况下，会很容易使孩子养成焦虑紧张的性格，而拥有这种性格的孩子会将成败看的比什么都重要，一旦偶遇失败，将会遭受巨大的打击。

此外，家长和学校对孩子不正确的管教方式也是病态性格产生的重要原因。儿童时期是性格形成的主要时期，这个时期孩子们的主要成长环境是家庭，他们主要面对的人是父母，因此，父母对孩子的一些不正确的管教方式和态度以及童年时期经受的一些精神创伤对病态性格的形成都具有很深远的影响。比如有些孩子很早就失去了父母，从小没有父母的关爱就会直接导致他们性格的严重缺陷；有些家庭的关系不和睦，父母经常吵架、酗酒，心情不好时就把孩子当做宣泄的对象，对其进行打骂，因此造成孩子心理上永远抹不去的阴影；还有的父母过分溺爱孩子，放任自流，致使孩子形成极度堕落的性格。

广州市曾经做过一项调查，发现存在家庭溺爱的青少年犯罪比例有上升的趋势，而且这些青少年中病态性格的比例要比正常青少年高大约20倍。最后，还有人提出，青少年的病态心理将来只会把他们带向两条路，一条是精神疾病，一条是因为心理问题而引发的犯罪。所以，对于父母来说，一定要努力为孩子营造一个良好的家庭氛围，采取正确有效的教育方式，让孩子健康快乐地成长起来。

 ## 三、针对病态性格的心理治疗

心理治疗是心理医生或者心理治疗师在与患者的互动交流过程中对患者的行为和心理进行的深层次的矫正。它又叫做精神治疗，是以心理医学理论为指导、以良好的医患关系为纽带的。

心理治疗的目标是重新唤起患者内心的动力和潜能，帮助患者树立积极乐观的生活心态，从而在根本上解除患者的心理问题和障碍，加速其人格的发展和成熟。下面主要介绍一些比较权威的心理治疗方法。

（一）精神分析疗法

精神分析疗法是以弗洛伊德的精神分析理论为指导的，它可以深入到患者的心理，辨别患者内心深处的潜意识和欲望，帮助患者进行自我剖析，解除患者的自我防御，加强患者的自我控制，通过与患者的互动交流改善患者的人际关系，消除患者内心的心结，进而调整患者的心理结构，帮助患者建立健康完整的心理机制。这种精神分析治疗方法大体分为四个阶段：

首先是开始阶段。开始阶段的首要任务就是基本掌握患者需要解决的问题，看其心理现状是否适用于心理治疗。确认了病情之后，医患双方应该就治疗的程序，步骤，费用等条件达成一致。接下来，医生开始对患者的内心进行由浅到深的分析，以找出患者心理障碍的根源。

其次是移情发展阶段。移情阶段实则是一个情感体验阶段，患者将自己过去发生的不愉快的事情，遇见的不愉快的人重新在治疗者的身上进行投射和反应，也就是患者对治疗者的移情，随后治疗者对患者的移情进行体验和感受，并通过这种最直接的感受对患者采取对应的治疗措施。

接着是修通阶段。这个阶段的主要任务是解释，通过第二阶段患者所提供的事实和在移情过程中的表现，对患者揭示内心的欲望冲突和其所表现出的症状之间的关系，进而使患者深层地领悟到自身的心理问题。在这个过程中治疗者会遇到很多阻力，这也是很正常、很必要的，坚持这个过程，最终会取得很好的治疗效果。

最后是移情解决阶段。在修通阶段对患者内心冲突进行修通以后，治疗者需要对患者确定一个结束治疗的日期。这个阶段的患者很可能会在移情问题上面出现反复，这时候治疗者需要对患者继续进行解释，以解决患者遗留的问题。当患者成功地解除移情问题之后，治疗基本上就可以结束了。

这种精神分析疗法适用于以下心理疾病：癔病、强迫症、性心理障碍、抑郁症等。

（二）行为疗法

行为疗法是以严格的实验心理学为依据，遵循科学的研究准则，运用各种条件反射和强化作用，采用规则的操作流程，帮助患者解除不良行为，建立良好行为为主要特征的。行为主义心理学家坚持认为，人的行为是后天养成的，既然好的行为可以以学习的方式获得，那么不好的行为自然可以以学习的方式解除，于是便出现了行为疗法。

行为疗法结合认知和社会理论学说，不仅重视纠正人的行为，也注重刺激神经系统的中间调节作用。通过进行各种行为学习模式，充分指导和调动患者的自我认知能力，使他们逐步建立良好的行为规范，从而摆脱异常行为。

具体的行为疗法有冲击疗法、系统脱敏法、内爆法、放松疗法等。在行为治疗当中，具体的治疗方法是根据患者的具体行为和身体的适应性来定的，不同的治疗方法需要的时间也不同。治疗的过程中，首先需要治疗者提出一个有效的方案，然后向患者进行讲解说明，赢得患者的认可，并且在患者的积极配合下进行治疗。常见的行为疗法和其适应证有以下几种：

系统脱敏法：适用于各种恐惧症、焦虑症。

冲击疗法：适用于恐惧症、强迫症。

阳性强化法：适用于癔症、厌食症、贪食症、精神分裂症等。

（三）认知领悟疗法

这种治疗方法是以患者意识方面的理解和领悟为主要目标的，不会对患者的无意识矛盾和冲突进行挖掘，也不会深究患者目前症状的象征性含义，其主要工作集中在患者可以理解的意识层面，强调患者的自我教育。其具体的治疗过程如下：

1. 面询。面询就是医患双方进行面对面地交流。每次面询的时间最好在 60 到 90 分钟，每次面询结束后都要让患者写出治疗过程当中的意见和体会，并且提出存留的疑问。

2. 首次面询的主要任务是了解患者表现出来的症状，病情产生和发展的过程，并且确认患者是否适应这种治疗方法。最后引导患者对治疗者的解释积极地付诸实践。

3. 在接下来的面询中要了解患者的生活经历和现状，帮助患者认识自身的现状，揭露其根源。

4. 当患者充分认识到自身的问题所在时，就基本消除了内心的障碍，治疗就可以结束了。

（四）生物反馈疗法

生物反馈疗法的理论认为，人体的生理情绪和生理活动之间是紧密相连的，心理因素通过意识影响情绪，也使原本不受意识支配的内脏活动产生改变。总而言之，生物反馈疗法是将人体本来无意识的生理活动放在意识的控制之下，通过这种意识控制使人建立新的行为模式，进而控制体内身体功能的活动和激素的分泌。这种治疗方法适用于失眠、紧张焦虑、高血压、心脑血管疾病等。

（五）家庭治疗与夫妻治疗

家庭疗法是运用家庭各成员之间不同的个性，让各成员扮演不同的角色，进行沟通，建立联盟，通过各成员的相互影响来形成一个良性的连锁反应。家庭疗法对于改进家庭人员的心理功能，促进各成员之间的身心健康可以起到很大的作用。这种方法适用于那些容易出现家庭危机、性心理障碍、子女行为障碍的家庭。

（六）中医心理疗法

中医心理疗法特别注重人的心理调节作用——"心病还要心药医"。这是以语言开导为主，辅助针灸、手术等方法的综合性治疗。它具备以下三个特点：

1. 重视个体差异　中医的临床治疗是以辨证施治为主要特点的，注重天气、环境、社会关系对人的影响，特别是注重个体差异和个体的适应程度。

2. 重视情态相胜治疗　中医认为七情损伤是引起心理缺陷的重要因素，情态相胜疗法是针对七情采取的较为典型和传统的心理治疗方法，是很具有东方传统文化特色的。

3. 重视整体调治　中医学将人看成是一个由五脏六腑的经脉交织成的整体，在对人的诊断上以望、闻、问、切为主，在治疗上以辨证治疗为主。在心理治疗方面，中医上重视以情制情，它的基本原理是：人的七情分别属于五脏，五脏和七情之间是存在相互制胜的关系的：怒伤肝，喜伤心，思伤脾，忧伤肺，恐伤骨，悲胜怒，恐胜喜，怒胜思，喜胜忧，思胜恐。以情制胜的精髓就是通过意识相互抵制来消除心理障碍。心理学家认为，人的七情活动可以对人体的气血产生很大影响，持续的不良情绪会导致疾病的发生。中医心理学所采用的这种方法类似于以毒攻毒，以七情之偏纠正气血之偏，从而使机体恢复到一个平衡稳定的状态。

（七）存在主义疗法

存在主义认为，我们的生活是自己主宰的，我们通过自己的选择和努力定义自我。这种存在主义将外界的因素看成是无意义的，人需要接受自身的孤独来创造一个更加有意义的存在。在这个过程中我们是自由的，而且这种自由是以责任相伴随的。

存在主义治疗师认为心理障碍患者通常觉得自己是一个"限制的存在"，他们在面对外界生活环境的时候，经常会感到无助和受限制。这种心态产生的根源就是患者没有正确地认识到自己的责任。存在主义治疗师的任务就是帮助他们担负起改变现在和未来生活的责任。

（八）现实治疗法

现实治疗法的核心是让患者直面自己当前的行为，深刻地反省自己的行为为什么帮助自己实现了自身价值。简单地说就是，如果患者能够重新审视自己内心的欲望和需求，他们就能确定自己做的事情是否真正有效。这一方法的另外一个目的就是让患者对自己的行为方向进行深刻地探索，对自己的所作所为进行评价，并且建立一个将要改变的行动计划。相对于情感的控制，患者对自己行为和思想的控制要容易一些，所以行为就成为了治疗的核心，而患者如果愿意担负起行动的责任，那么就可以对生活进行有效地控制。

四、通过食疗也能改善人的病态性格吗？

如果产生了抑郁心理，抑郁症患者又不愿意接受心理医生治疗时，可以采用食疗的方法，这样能起到很好的辅助治疗作用——食物中所富含的维生素和氨基酸对人的生理与心理健康有着重要的影响。有专家认为，如果人体长期缺乏这些物质可导致心理疾病的产生，所以对于病态性格的人来说，日常生活中要格外注意饮食。而想要通过饮食来改善病态性格，就需要做到以下几点：

（1）心理疾病患者应该忌酒以及富含酒精的饮料和食品，因为酒精中的乙醇对人的脑神经细胞具有很强的刺激性，尤其对精神病患者的危害最大。

（2）尽量避免一些刺激性食物，像辣椒、姜、蒜、芥末、咖啡等，这些食物中含有很多促使神经兴奋的物质，尤其是躁狂症患者更应该忌食。

（3）尽量不要食用带刺、带骨的食物、像鱼罐头、鱼羹、鱼松以及一些带骨的肉类等，以防止患者自伤。

（4）躁狂症患者尽量不要食用一些上火的食物，除了上面所说的一些辛辣食物，牛羊肉等也应该少用，生活中应该多吃一些败火通便的食物，像蔬菜水果、绿豆汤等。

（5）不要食用过分油腻的食品，这些食品通常不利于胃肠的消化，食物残渣长期堆积在体内很容易使神经长期处于兴奋状态，加重病情。

（6）饮食不要过于清淡。德国学者研究发现，血清胆固醇的含量和精神疾病的发生率有很大的联系，低胆固醇会加快大脑内血清的摄取速度，使人很容易产生不良情绪，所以，饮食不能过于清淡，应该适量地食用一些肉类、蛋类等蛋白质含量较高的食物，这样可以有效防止抑郁。当然，也不可大量食用。

（7）忌偏食。营养不良会引发很多心理和精神疾病，这是由于人体内营养素的大量缺失导致的，偏食会使体内的氨基酸含量不平衡，而氨基酸是组成神经细胞和机体合成的重要物质，所以平常要经常食用一些富含氨基酸的食物，像花生、鱼类等。

那么，除了这些饮食禁忌哪些食物对心理疾病患者比较有益呢？

研究调查表明，生活在海边的人通常比都市人要更加健康和快乐。这不仅仅是因为海滨环境使人神清气爽，主要还在于他们常吃深海鱼的缘故。深海鱼是一种低脂肪高蛋白的鱼类，而且富含多种人体必需的氨基酸。此外，深海鱼鱼油中的 Omega-3 脂肪酸具有某些抗抑郁的成分，不仅能保护心脏，还可以增加人体血清素的分泌量，使抑郁焦虑的情绪得以缓解。所以，多吃鱼有利于人们的身心健康。

樱桃含铁量极其丰富，位居水果之首。铁是人体血红蛋白的重要组成部分，多吃樱桃可以补充铁质，改善贫血，帮助人们抵抗疲劳。而樱桃中还富含花青素、维生素 C、维生素 E 等，这些都是天然有效的抗氧化剂，对消除肌肉酸痛有很好的疗效。长期在电脑前工作的人往往都有腰酸背痛的毛病，吃樱桃可以有效缓解这种状况。

香蕉口感香甜绵软，适合任何年龄阶段的人食用；香蕉富含大量镁和钾，镁可以消除疲劳，钾能够防止血压上升，改善肌肉痉挛；香蕉中含有的泛酸不仅能够减轻人的压力，还能振奋人的精神，提高人的自信心。此外，睡前吃香蕉，还可以起到镇静安神的作用。

橙子颜色鲜艳，口感极佳，被称为"疗疾佳果"，富含多种营养，特别是维生素 C 的含量极为丰富，多食能增强人体抵抗力。澳大利亚的几位科学家发现，橙子的香气有利于缓解人们的精神压力；市场上卖的橙花精油是将大量橙花提纯之后的产物，嗅一嗅它的香气，或者用橙花精油按摩，都能够刺激副交感神经，缓解沮丧、抑郁、低落情绪，对头疼、头晕有极好的治疗效果。

菠菜味甘性凉，一般人群均可食用。菠菜中除了富含大量铁质，更有人体所需的叶酸。叶酸是人体内一种重要的物质，人体如果缺乏叶酸易导致很多精神疾病，其中也包括抑郁症。研究发现，那些无法摄取足够叶酸的人，通常五个月后无法正常入睡，并产生健忘焦虑等症状，而且缺乏叶酸会导致大脑的血清素大量减少，进而使人产生抑郁症状。

大蒜被誉为"天然抗生素"，有极强的灭菌消炎作用，对各种类型的真菌和病毒均起抑制和消灭的作用。大蒜味道辛辣，也许很多人会难以接受，但是可以将大蒜与猪肉同食。猪肉是富含维生素 B_1 最多的食物之一，猪肉与大蒜中的大蒜素结合在一起，能起到消除疲劳、恢复体力的作用。此外，鱼类与大蒜同食也是不错的选择——大蒜能够促进鱼类蛋白的消化吸收，鱼类中又含有丰富的不饱和脂肪酸，这样的组合更有助于血液的健康循环。

胡萝卜分布于世界各地，味道甘美，极耐储藏，可生吃、腌渍、炒食、炖煮等；胡萝卜营养丰富，富含蔗糖、淀粉、钾、钙、磷、胡萝卜素等多种营养。其中，每 100 克胡萝卜中含胡萝卜素 $1.67 \sim 12.1$ 毫克，比西红柿高出 $5 \sim 7$ 倍。而胡萝卜素由人体吸收后可以转化为维生素 A、维生素 E，促进各种脑垂体激素的分泌，对抗抑郁也是功不可没。

鸡肉味甘性温，蛋白质含量高，做法多种多样，是食疗佳品；鸡肉富含硒（一种可以提高人体免疫功能的微量元素），与抗氧化酶——含硒酶，而含硒酶的抗氧化能力比维生素 E 还要高出 $50 \sim 500$ 倍，能使人体中的许多有害自由基得到有效清除。虽然补充硒可以全面提高人体的免疫功能，从而提升身体对抗疾病的能力，但是大量补硒也存在许多安全问题。所以，在选择硒制品时需要非常慎重，而像鸡肉这样的天然食品才是人们的最佳首选。

正所谓药补不如食补，食补既方便又实惠，还不用担心有副作用，也更容易被人们接受。但是食疗并不能完全代替药物，对于较重的病，不管是生理上还是心理上的，还是应该以药物治疗为主，食物只可作为辅助治疗。

五、正确认识自身与社会的关系，使自己拥有良好的人格

每个人每天都生活在一定的社会环境中，个人的发展和整个社会

的发展是紧密联系在一起的，我们的行为会对社会产生影响，同样，社会中的各种因素，社会的变革或者动荡也会深深地影响到每一个人。作为其中的一员，我们应该正确地认识自身和社会的关系，并且随时调整自己的意识和行为，树立正确的世界观，人生观、价值观。

有句话这样说："你不能改变环境，但是你可以改变心态"。很多人总是抱怨世界的不公，经常以一种消极的态度看待这个社会，久而久之，心理上就会产生严重的不平衡甚至心理障碍，如果此时不能对自己进行及时有效地调节，就会让自己陷入无限的困境和恶性循环中。很多病态性格患者都是由于没能处理好自身与社会的关系才导致悲剧发生的，所以，正确地处理自身与社会的关系对于建立健康的人格是很有必要的。那么，我们具体应该怎么做呢？

（1）首先我们需要进行系统的理论学习，从理论上正确认识自身与社会的关系以及自身在社会中的作用。积极地学习社会发展理论，马克思主义唯物论思想，辩证客观地认识自身与社会的相互依存性，反对个人英雄主义，反对盲目夸大自身的作用。当然，也不能过于轻视自身的作用，觉得社会都对自己有绝对的"控制性"。这样的话，一旦我们遇到挫折，处于恶劣的环境中时，就很容易自暴自弃，忽视自身的作用，最终被社会抛弃。

（2）准确找到自己在社会中的位置。社会是不断变化发展的，人也应该跟上社会的步伐，与时俱进，在变化的过程中不断地调整自己在社会中的位置，千万不能一成不变，否则就会出现许多违背自身的社会发展的不良心理，像妄自菲薄，孤芳自赏，或是自我轻视，自怨自艾，丧失继续生活的信心和动力，这些都是对自身认识的错位，都是病态心理。所以，身在如此迅速发展的社会当中，我们应该时刻调整自己的心态，让自己和社会的关系时刻保持一种积极的状态。

（3）培养自身的社会责任感。生活在这个社会中，每个人都肩负着相应的社会责任，我们要明确相应的社会规范和社会价值标准，提升自己的道德修养，学会自信、自尊、自立、自强，主动承担起自身肩负的家庭和社会责任——人生的责任感是联系自身与社会关系的桥梁。

（4）积极参加各种社会公益活动。"实践是检验真理的唯一标准"，这是人人都知道的一句话，通过实践，我们更懂得如何与他人交往，更贴近社会生活，更加深刻地认识我们所处的这个社会，进而及时调整心态；通过实践，我们会更加理解中国文化中"仁、义、礼、让"等内容的实质，进而提升自身修养，塑造良好的人格，以更加成熟宽容的态度对待这个社会，并且贡献自己的力量。

（5）主动参与社会改造。社会是复杂的，有好的方面也有其自身存在的弊端，我们不应该消极失望，而是积极地对它进行改造。在改造的过程中，我们要乐于奉献自己，积极地推动自身和社会的共同进步。自觉的为社会做贡献，促进社会发展，是每个公民义不容辞的责任，而奉献自己的同时我们的人格也会得到很好的改进和完善。

（6）不断学习。学习是永恒的主题。只有不断学习，我们的人格和身心健康才能不断完善和提升，我们的素质和修养才能保持一个很高的水平。不管你是刚走出校园的学生还是在职场上打拼的成年人，都应该时刻保持学习的心态，只有这样，才能在社会上处于不败之地。

（7）淡然处世。我国古代一位叫王之夫的朴素唯物主义者曾认为做人要做到"六然"："自处超然"，即独处的时候要做到超脱，任何名和利都不要去计较；"处人蔼然"，即与人相处时要和蔼可亲；"无事澄然"，即无事的时候要保持内心清净，这与"自处超然"是相呼应的；"处事断然"，我们有时做事会优柔寡断，决而不断，断而不行，这是不利于我们的人生发展的，该下定决心的时候我们绝不应该含糊；"得意淡然"，即得意时要把一切看清，不要太忘乎所以，平常心处之就好；"失意泰然"，即人的一生，有得意就会有失意。"失败是成功之母"，所以失败时不要太往心里去，要做到泰然处之。只有这样，人们才能拥有健康的心态与良好的人格。

第九章

释放心灵压抑

——一旦被焦虑所困扰，就等于跟快乐说再见

在现实生活中，由于未来事情的不可预测，有些人会产生焦虑情绪，这会使他们患上焦虑症。焦虑症，又被称为焦虑性精神症，是最常见的一种精神疾病。它被分为急性焦虑症（惊恐障碍）和慢性焦虑症（广泛性焦虑），主要症状表现为：心绪不宁、坐立不安、自主神经症状（如手抖、出汗、尿频、心悸等）以及对无明确客观对象的紧张担心。

焦虑症是导致人感到心理压抑的主要原因，甚至有人形象地将焦虑情绪比喻为人内心的"断魂草"。其实，每个人都会出于各种原因而产生焦虑情绪，那么怎样才能有效地缓解或消除焦虑情绪呢？唯一的办法就是要将身心全面地放开，彻底地释放心灵。

现实生活中，人们之所以会患上焦虑症是因为对某件事情太过在意，而往往越是在意的事情越是达不到理想中的状态——当人们过于在意某件事时，心中对它的期望值也会变大，同时会使人的心理变得紧张起来，从而致使人不能用饱满的精神状态去做这件事，这样，达不到内心的期望值，也是在所难免的。显然，这也是致使人们患上焦虑症的关键因素。

 一、心灵压抑的真相——焦虑分子在作怪

焦虑症的全称为焦虑性神经症，是一种常见的具有持久性紧张、

恐惧、焦虑情绪和自主神经活动障碍的脑功能失调，并伴有身体不适感和运动性心理不安。青壮年是主要发病人群。目前还没有具体数据表明男女两性谁更容易患这种病。但是相对而言，那些性格内向、胆小怕事、自卑多疑的人患焦虑症的概率要高一些，他们通常会在做事之前思前想后、犹豫不决，并且不愿尝试新事物，也不能在短时间内适应环境的变化。患者发病的主要原因是精神因素，如遭遇到不幸的生活变故，没有能力承担比较困难或技术复杂的工作，长期处于紧张的环境而不能较好地适应。

一般而言，人们在接受有危险或者超出自己工作能力的工作，在预知不能很好地完成任务的情况下，可能会产生焦虑情绪。其实，焦虑是一种正常的心理状态。有时产生焦虑情绪并不是一件坏事，它往往能够激励人们积攒力量，去处理即将发生的危险事件（换句话说焦虑情绪其实是人体对应激事件的一种本能反应）。而有害的焦虑情绪指的是焦虑的程度及所持续的时间都超出了一定的范围，这时焦虑不但不能起到激励的作用，甚至还会影响人们处理或应对危机事件的能力，还会对人们的正常生活有所影响。

焦虑症的发生往往是没有什么具体原因的，有时是出于对未来的迷茫。焦虑症状也常见于精神分裂症、器质性意识模糊状态、情感性精神疾病、癔症、甲状腺功能亢进等。一般来说，广义的焦虑症也可以被当成是一类精神障碍疾病的统称，其中包括恐怖症、强迫症、惊恐障碍、创伤后应激障碍等。而狭义的焦虑症在正式诊断中被称为广泛性焦虑。

关于焦虑症的发病原因，一直众说纷纭，每个学派的研究者都各有其说，并且谁也无法说服谁。但这些观点并不都是相互冲突的，有的甚至是相互补充的。大体来说，有以下几种观点。

（1）虽然生物功能障碍或生理疾病不是引起焦虑症的唯一原因，但是在某些不常见的情况下，病人的焦虑症状的确是由躯体因素病变而造成的。如肾上腺肿瘤、甲状腺功能亢进等。各国科学家由此猜想：人脑的中枢神经系统，特别是某些可以影响情绪的神经递质，是引发焦虑症的主要原因，并且经过多年的科学实验，各国科学家都将矛头指向了血清素和去甲肾上腺素两种神经递质。科学家经过多年的临床研究发现，当焦虑症患者处于焦虑状态时，他们大脑内的血清素和去甲肾上腺素水平会发生剧烈的变化，但是这是不是就是引发焦虑症的主要原因，还未得到具体的科学证实。

（2）在焦虑症状的形成过程中思维和认识过程起着非常重要的作用。研究人员调查发现，相比于普通人，焦虑症患者更加倾向于把一些不可预测、模棱两可，甚至是良性事件理解为危机的前兆，会倾向于有厄运或者不好的事情发生，同时会盲目地低估自己的工作能力或对消极事件的控制能力，总认为自己最终会失败。

（3）在应激事件发生的情况下，焦虑症出现的概率要大很多。医学上认为，焦虑是人们在面对应激事件时作出的本能反应。应激准备和应激行为是引发焦虑症的主要原因，这个观点得到了各国科学家的普遍认可。由于应激行为的强化，在某种情况下（比如信息的不完整），会导致人们不能有效地控制刺激反应程度或联接错误，使应激准备过程中积累用于心理调适的能量得不到完全地释放，而持续心慌、紧张的状态会对患者出现的后续行为产生重要的影响，而去甲肾上腺素、血清素、甲状腺素等与紧张情绪密切相关的激素分泌紊乱（如过量）则会对上述过程起到放大的作用。另外，多疑、担心等情绪，也是思维能量过剩的重要标志。

焦虑症患者的临床表现一般为恐慌、焦虑和情绪紧张，比如常坐卧不安，提心吊胆，缺乏安全感，脾气暴躁，对周围的事物提不起兴趣，总是觉得会有厄运降临到自己身上或者会有不好的事情发生，严重时还会出现恐惧预感、恐惧情绪，对外界的应激事件会作出激烈的反应，并伴有自主神经功能紊乱现象或失眠症状，如胸闷、心跳过快、四肢发冷、手指发麻、肌肉抽筋、手抖、眩晕、心悸、胸部有紧压感或窒息感、食欲缺乏、多梦易醒、入睡困难等。有部分患者会因为上述症状而出现焦虑不安等症状，患者可以在家进行自我诊断，如心跳是否加快、呼吸是否急促，观察皮肤是否发生改变，脉搏是否加快。在医院检查时，患者会出现眉头紧皱、肌肉紧张的情况，这会导致反射神经异常活跃，并伴有一些不安的动作，如不停地搓手、不断地眨眼睛、晃动腿等。

患者会发现自己难以控制担心、焦虑等情绪，容易被一些小事激怒，无法集中注意力，并有严重的失眠现象，在白天没有精神。

那么人们要怎样鉴别焦虑症呢？通常来讲，神经衰弱患者不一定患有焦虑症，但是焦虑症患者一定伴有神经衰弱的症状。一般在现实生活中，人们容易将疑病症和恐惧症误认为焦虑症。疑病症又称为疑病性神经症，主要症状为疑心自己患了身体疾病、易紧张等，疑病症的发作又和患者以往的经历、暗示、联想以及身体本身患有的疾病有关，这也是疑病症与焦虑症的最大不同。而恐怖症多表现为对于某种疾病、某一事件、某种环境的恐惧和不安心理，且会伴有强迫症状。虽然有时也会出现焦虑症状，但是与焦虑症还是有本质上的区别的。

焦虑症也有别于抑郁症，后者所出现的焦虑症状与其自身的自罪和疑病等妄想症状有关，这类患者通常是由忧伤情绪而引起焦虑症的发作。如果一个人原本的适应能力很强，突然出现焦虑症状，这就说明他很有可能是患上了抑郁症。有些精神分裂症在发病前期也有可能伴随严重的焦虑症状或疑病症状，若患者出现明显的精神病性症状，那么鉴别就非常容易。但是，有一小部分患者患有器质性脑病，其精神病性症状并不是那么明显，这时就很容易出现误诊的现象。此外，很多的戒断症状和药物中毒的早期症状都是以焦虑开始的，医生应该根据患者的病史和详细的检查进行鉴别诊断。

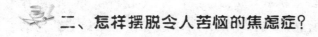
二、怎样摆脱令人苦恼的焦虑症？

焦虑症的治疗方法很多，其中包括心理治疗、药物治疗和药膳治疗。而在现实生活中，有很多人对焦虑不太在意，误认为自己之所以会出现焦虑情绪，完全是因为自己过于在意某个人或某件事，随着时间的推移，焦虑症状会自动消失，而不认为焦虑症其实也是一种心理疾病，也需要专业、正规的治疗。所以，患者要想摆脱令人苦恼的焦虑症就必须接受以下治疗。

（一）心理治疗

心理治疗是治疗焦虑症的首选疗法——"心病还需心药医"。在治疗过程中，医生要以同情、理解的心态去关心体贴患者，帮助他们尽快消除病因，并让其对病情有充分、正确的认知，从而使其更加积极主动地配合治疗。同时，医生应该向患者科学地解释焦虑症的性质。焦虑症的性质是一种心理反应，虽然焦虑症有时会伴有各种身体不适，但是如果不是特别严重的身体疾病，患者大可不必将之放在心上——焦虑症状在消退以后不会出现任何严重的后遗症。

在日常生活中，多参加一些有利于身心健康的文体活动，如唱歌、跳舞、打球、听音乐，都可以在短时间内让人的身心得到快速放松，从而能迅速缓解并消除焦虑症状。一般来说，那些性格内向、胆小懦弱、缺乏自信的人要比性格开朗、积极乐观的人更容易患上焦虑症。所以，在日常生活中，这类人要时刻关注自身的心理健康。比如，可以通过做一些力所能及的事情来提高自信心；充分发挥自己的长处和优点；用正确的心态来面对生活、工作以及学习中遇到的挫折和挑战。

（二）药物治疗及预防

药物治疗相比于心理治疗，具有起效快、易被患者及家属接受等特点。目前，在市面上有很多种抗焦虑抑郁的药物，如盐酸氟西汀、盐酸文拉法辛、氯氮䓬（利眠宁）、普萘洛尔（心得安）、地西泮（安定）等，每种药物所含的成分不同，所以患者在服用这些药物的时候，应该按照医嘱用药。如利眠宁每次服用 10~20 毫克，每天 3次，一般在两周以后显效；而心得安每次服用 10~30 毫克，每天服用 3 次，一周以后就可收获很好的疗效；安定每次只需服用 2.5~7.5 毫克，每天服用 3 次，对焦虑症有一定的治疗效果。

除了药物治疗，胰岛素低血糖疗法对焦虑症也有很好的治疗效果。胰岛素低血糖疗法具有很好的镇静作用，当患者同时出现抑郁症状和焦虑症状时，可以将抗抑郁药物和抗焦虑症药物一起服用，对两种症状都有一定的缓解作用。

虽然焦虑症是一种常见的功能性心理障碍，患者在患病期间并无明显的生理障碍，不会危及到患者的生命安全，但是人们还是有必要积极治疗焦虑症。

（三）药膳治疗

传统的中医学推崇"三分治，七分养"，认为对于疾病的治疗，药物治疗只是起到一个消除症状的作用，治标不治本，要想消除病根，还得靠日常护理。于是，充满智慧的中医师们通过多年的研究，发明出了用于治疗各种疾病的药膳，下面就为大家介绍几种可消除焦虑症的几种药膳。

1. 合欢鸭心海参汤

原料：合欢花 6 克，合欢皮 10 克，油菜 12 棵，鸭心、水发海参各 250 克，酱油、水淀粉、味精、料酒、植物油、白糖适量，香油少许。

制作方法：将合欢花、合欢皮水煎两次取汁，然后将之合并过滤；油菜洗净，取根段与菜心，放入热油中翻炒 25 秒后，加入料酒和合欢汁，改中火烧 10 分钟左右，等到油菜熟后，放入味精调味即可；将海参改刀放入热水中焯熟，放在盘子中备用；炒锅中放油，待油热后，放入葱末炒香，然后放入料酒、酱油、合欢汁、味精、白糖、姜汁、海参调味，出锅；将鸭心去掉心、头，洗净沥干水分，切花刀，用料酒、盐腌制后裹上面粉，旺火坐锅，倒入花生油烧至七分热，倒入浆好的鸭心滑散，熟后捞出；另起油锅放入少许油，将滑散的鸭心倒入锅中，再倒入调好的芡汁，颠翻均匀，淋上香油装盘，周围用海参装饰，然后将油菜排放在海参上，即可食用。

功效：海参是高蛋白滋补美食，具有较强的补肾益精的作用；鸭心与海参一起食用，可肾心脑三者并补，是增力益智的良好配方；合欢花和合欢皮煎制的合欢汁不仅能和心脾、令人忘记忧愁，而且具有较强的滋补功效，长期服用能达到轻身明目的目的；合欢汁配鸭心、海参可以使人心情愉快、心花怒放，并忘记忧愁；合欢鸭心海参汤温而不燥，适合各种体质的人群服用。此外，对于胃溃疡、糖尿病以及再生障碍性贫血等疾病也有很好的治疗效果。

2. 百合鲜奶蜂蜜羹

原料：蜂蜜 15 毫升，新鲜百合 150 克，鲜牛奶 250 毫升。

制作方法：将百合摘瓣，洗净，并隔水蒸 10 分钟，百合发软后即可关火盛出；将蒸熟的百合和鲜牛奶一起放进搅拌机中打匀，倒入杯中，淋上蜂蜜后即可食用。

功效：鲜牛奶含有大量的维生素 B_{12}，对于焦虑症非常有帮助。而缺乏维生素 B_{12} 的人容易出现疲劳和贫血，鲜百合含有丰富的淀粉、生物碱以及蛋白质，这些物质都被人们奉为滋补佳品。药理研究表明，百合有良好的清心安神和润肺止咳的作用，对热病后余热未退、精神恍惚、烦躁失眠等症状有很好的缓解作用。蜂蜜所产生的热量是牛奶的 2~3 倍，能够快速补充人体所需要的热量，有效地消除人体的饥饿感和疲劳感，再加上蜂蜜不含脂肪，同时还含有丰富的氨基酸、酶类、矿物质、维生素等，长期食用，可使人精力充沛、精神焕发、记忆力提高，并且延年益寿。那些缺乏锻炼，时常感到四肢无力、身体虚弱、精神不佳的人，经常服用此羹，对放松心情、促进睡眠、消除疲劳、滋补皮肤有很好的功效。

 三、为什么说焦虑是让内心中毒的"断魂草"？

焦虑虽然对人的情绪会产生很大的影响，但是由于各种各样的原因，常常得不到人们的重视。在现实生活中，每个人都会因为这样那样的事情或多或少地出现焦虑情绪。科学研究表明，焦虑症给人带来的危害远远超乎人们的想象。一个人长期处于焦虑状态不仅会影响自己的正常生活，如人际关系、工作、学习等，还会影响自己的身心健康，有时甚至会遗传给下一代。可以毫不夸张地说，焦虑情绪就是人们心中随时要人命的"断魂草"。那焦虑症对人体有哪些具体的危害呢？

1. 造成失眠　焦虑症患者会因为某件事情的异常焦虑出现失眠的症状，如在工作中承受太多的压力、对于某件事物过于期盼或向往。压力和焦虑所导致的失眠，往往不只是出现一天两天。北京大学医学人文研究院的一项研究显示：焦虑可以导致人们长期失眠。研究中心的徐震雷副教授还指出，由焦虑引起的失眠症状最长能维持六个月之久，而且还会导致多种并发症。

2. 降低人们的生活质量　焦虑障碍属于精神障碍，其主要特点是具有长期性、负面性，同时会诱发多种身体疾病的发生，如冠心病、肠胃疾病、高血压，甚至癌症，并因此引发抑郁症。这些疾病严重影响了人们的生活质量、身心健康和社会功能。而焦虑症还会对人们的人际交往构成重大的威胁。不只性格内向的人容易患上焦虑症，一些性格开朗的人也会因为某种重大变故而出现焦虑情绪，但由于受开朗性格的影响，他们往往不会把事情憋在心里，而是会通过倾诉的方式把心中的焦虑倾诉出来，希望得到家人或朋友的帮助。可他们通常不会把握倾诉的"度"，容易出现碎碎念的情况，如同祥林嫂一般，久而久之，朋友就会对他们敬而远之，因为谁都不想听无休止地唠叨。

丽萨是一家上市公司行政副总。2012 年，因为公司的行政总裁年事已高，想从丽萨和另一位行政副总何军两人之间选择一位接替自己的位置。由于两人的表现都很突出，于是总裁决定先观察他们一段时间再做决定。总裁的秘书平时和丽萨处得比较好，于是就把总裁的这个想法告诉给了丽萨，同时秘书还告诉丽萨总裁倾向于选择在员工当中人缘好的那一位接替他的位置。丽萨得知这件事以后，非常高兴，她觉得自己完全有能力胜任总裁一职。可是当她听到秘书的最后一句话时，她的心瞬间冷静下来，并对自己被提拔为总裁的事情失去了信心。

原来，丽萨平时对工作过于苛刻，这导致她的很多下属不止一次地向她提意见，希望她能够和蔼一些。自从知道总裁的心意以后，丽萨出现了严重的焦虑症状，她总是觉得会有员工到总裁那里告她的状，有时她看到员工们围在一起聊天，就会认为他们是在谈论自己。为了在员工心目中留下一个好的印象，丽萨开始变得沉默寡言。在工作时她也不像以前那样认真负责了，有时员工犯了错误，她也是睁一只眼闭一只眼，得过且过。半年以后，丽萨所带的工作团队出现了重大失误，给公司造成了严重损失。这使员工们都埋怨丽萨对工作不像以前那样严谨负责了，员工们的指责，让丽萨痛苦不堪，以致她最终选择离开了这家公司。

丽萨原本有很好的职业前景，但就是因为她太过于在意升职这件事，而导致她产生了焦虑情绪。其实，在现实生活中，我们没有必要把某些事情看得太重要，比如说升职加薪、中高考等，只要我们为之付出过努力，发挥出正常水平就好。

3. 伴发多种生理不适症状　焦虑症患者会产生多种并发症，如直肠出血、脉搏加速、手心冒汗、慢性背痛、颈痛、四肢发抖、荨麻疹、连续头晕、贫血或短时间内失去记忆等，甚至还会因情绪过于紧张而导致失眠。长期出现这些症状会给焦虑症患者的生活造成严重影响。

4. 会影响孩子的身高　很多人认为人们在孩提时期是最无忧无虑的，所以他们对于儿童患上焦虑症非常不理解。但是，儿童患上焦虑症却是真实存在的。北京大学医学人文研究中心的一项研究显示：10岁以下的儿童患焦虑症的概率和成年人一样，而且焦虑症对儿童产生的影响更为严重。其中有一项不可忽视的就是会影响儿童的身高发育。

随着中国经济的发展，越来越多的农民加入到外出打工的队伍中，他们为城市的发展贡献出了自己的力量，在他们的辛勤工作下城市变得越来越繁华，但是他们的孩子却因为种种原因不能来城市里和父母团聚，成为留守儿童。由于长期得不到父母的关爱，留守儿童中就会有人出现焦虑、心理压力过大等情况，而焦虑情绪会使儿童体内的生长激素分泌水平下降，从而影响他们的身体发育，导致他们长不高。因此，社会各界应该对留守儿童给予更多关注，使他们得到更多的关爱，并保证他们营养均衡和有足够的睡眠，以使他们能像城里的孩子一样茁壮成长。

5. 增加癌症的发病率　导致人们患癌症的原因非常复杂，其中在癌症的发生和发展上有重要影响的因素就是精神因素。现代医学发现，当人们遭受到重大挫折时，患癌症的概率要比普通人高出很多倍，特别是那些长期处于苦闷、悲伤、焦虑、急躁、紧张情绪中的人。虽然心理疾病不是导致人类患癌症的直接原因，但是长期患有某种心理疾病会导致人体免疫力逐渐下降，从而提高人们患各种疾病的概率，尤其是癌症。

6. 提高死亡率　对于男性朋友来讲，长期处于紧张状态的男性，患上心脏病等疾病的概率要比普通男性高出25%，而且其死亡率也比正常人高出23%；对于女性朋友而言，长期处于烦躁、焦虑状态的女性的死亡率要比普通女性高出23%。并且这部分女性中有23%的人会患上一种名叫心房纤维性颤动的疾病。患有这种疾病的患者很容易出现全身抽搐、口吐白沫等情况，其死亡率也比其他疾病要高出很多。由此可见，长期处于焦虑状态，不管是对于人们的生活还是身心健康，都会造成严重后果。

不仅如此，焦虑症有时还会使人产生自杀的念头。世界悲情画家梵高生前就患有严重的焦虑症。由于他的画风不被当时的人们所接受，他在生前一幅作品也没有卖出去，以致他的生活一贫如洗，所以他患上了严重的焦虑症。他每天都在为生活费而发愁，同时爱人的离去，让他的病情越来越严重。1888 年 12 月 23 日，为了摆脱焦虑症的困扰，他用剃须刀割下了自己左耳上的耳垂。然而身体上的疼痛并没有让他摆脱焦虑症的困扰。1889 年 2 月，他试图用喝松节油的方式结束自己的生命。于是，他喝下了 1 千克的松节油，幸好当时他的一个朋友上门找他，才避免了这场悲剧的发生（其实，在这之后他也多次自杀未遂）。1890 年，饱受焦虑症折磨的他已经处于崩溃的边缘，以致他在 1890 年 7 月 27 日，在画室里用一把破旧的左轮手枪结了他年仅 37 岁的生命。

上述六种情况是焦虑症对人的常见危害，而焦虑症对于人的危害远不止这些。因此，当人们发现自己的焦虑症状持续了一段时间时，应当在短时间内到医院进行正规、专业的治疗，否则会对生活和身心健康造成严重影响。虽然焦虑症是一种常见病，但是我们也不能以此为理由而忽视它的存在，更不能小看它对人体的危害。

 ## 四、焦虑症的有效疗法：中医治疗

焦虑症是一种情志障碍类疾病，与肝胆的生理功能失调有重要的关联——患者患病的主要原因是邪入少阳，胆内分泌功能失调，肝失疏泄，气郁失达，郁积在患者体内，从而扰乱患者心神。而中医对于这些症状都有很好的治疗效果。下面就为大家介绍中医治疗焦虑症的几种方法，对此感兴趣的患者可以尝试一下。但是在实施中医具体的治疗方法之前，应该到专业的中医院进行咨询，在专业中医师的指导下进行治疗，这样治疗效果会更加有保障的。

1. 针对焦虑症，中医疗法注重修身养性，放松、休息、锻炼以及休息等方法均对缓解或消除患者焦虑症状有很好的效果。但是，具体的疗效会因人而异。如患有偏头痛的患者就不适合用这种方法。

2. 时刻关注大脑的营养状态。用中医疗法治疗焦虑症时，强调患者要时刻关注大脑的营养状态，保证大脑的营养状态处在一个稳定的状态，要避免机体神经细胞过度消耗能量而造成分泌功能紊乱，从而降低大脑皮层的兴奋度。

3. 中医治疗焦虑症的最大特点就是将调节和治疗相结合。中医治疗焦虑症主要根据患者的临床症状和表现对症下药，并主张运用调节和治疗相结合的综合疗法。这样不仅可以达到补肾、利肺、疏肝、健胃等疗效，还对调理气血、平衡阴阳有很好的效果。

有很多患者对于焦虑症的具体症状不是非常了解，从而对于自身所出现的焦虑症状不能作出正确的反应，导致他们不能及时接受专业治疗，延误最佳治疗时机。那么，在现实生活中，哪些症状属于焦虑症呢？下面是北京回龙观医院精神科主任杨德甫在临床实践中遇到的几个典型案例以及给出的应对方法：

案例一：山东省的王慧娟女士今年 46 岁，是一名退休工人。在现实生活中，她总是担心在医院上班的女儿会出什么意外，特别是在看了某些不好的社会新闻以后。她整天忧心忡忡，并且常常感到烦躁不安，胸闷心慌，寝食难安，干什么事情都心不在焉，甚至有几次差点将厨房点着。

诊断以及应对方法：这是典型的焦虑症状，建议患者在心理医生的帮助下排除心中障碍，同时自己也可以做一些心理调适，如做自己喜欢做的事情。

案例二：河北省的张芳女士，今年 40 岁，曾患有焦虑症，患病时眼睛不能动。那么，治愈以后她应该注意些什么呢？

诊断及应对方法：张女士不仅患有焦虑症，同时也有轻微的神经障碍，康复以后要严格遵循医嘱进行复查。另外，患者要减轻心理上的负担，如果出现不安、烦躁的情绪，可以采取某些放松的方法进行调理。

案例三：家住武昌的陈树现年 41 岁，是一家公司的老总，平时公司里大大小小的事情都要他处理，虽然他也想让自己放轻松一些，但是每次坚持不了 10 分钟他就放弃了，为此他感到十分苦恼。

诊断及应对方法：这也是典型的压力型焦虑症，患者可以在工作之余做一些放松操。放松操对于姿势没有太多的要求，所以患者可以随时随地的进行，坐着、站着、躺着均可以。比如说坐着的时候，首先两眼平视前方，微闭双眼，然后将肌肉放松，自然呼吸，以腹式呼吸为主。

除此以外，杨德甫医生建议患者多采用一些中药食疗的方法治疗焦虑症。

中医治疗焦虑症有很多方法，其中包括针灸、推拿、食疗法等。相比于针灸、推拿等疗法，人们更容易接受中药食疗法。事实证明，中药食疗法对于焦虑症的治疗的确有很好的效果。下面就为大家介绍几种中药食疗的良方。

1. 绿豆芽萝卜汤

主治：痰火郁结型焦虑症。

主要症状：口干、食欲不振、舌苔厚腻、色黄或白、滑脉、体型丰满、胸闷、烦躁。

治疗原理：理气解郁，化湿消痰。

原料：绿豆芽 100 克，白萝卜 200 克，清水、香油、食用精盐适量。

制作方法：将白萝卜洗净削皮，切成厚度均匀的薄片；绿豆芽洗净，备用；起火坐锅，加适量的清水（根据患者的食量），等水开以后放入切好的萝卜片，煮熟以后放入绿豆芽，开锅以后加香油、食用盐调味，出锅即可食用。

功效：化痰止郁，促进消化。适用于食欲缺乏、消化不良的患者。

2. 双枣桂圆安神膏

主治：心神不宁型焦虑症。

治疗原理：滋阴补血，健脑提神。

主要症状：失眠、多梦、记忆力下降、舌苔薄白、心慌、气短、胸闷、脉细或脉动不齐。

原料：红枣 10 枚，酸枣仁 20 克，桂圆 250 克，冰糖、蜂蜜、清水适量。

制作方法：将红枣洗净以后用温水浸泡 30 分钟，备用；将酸枣仁洗净打碎备用；砂锅上火，放入红枣、酸枣仁，并倒入适量的清水，用大火烧开以后，改用文火煎 1 小时，等到只剩下一碗药汁时，将药汁过滤出来，再加入两大碗清水，用同样的方法煎取第二药汁，然后将两次取得的药汁倒入一个碗中备用；另起一锅，倒入药汁、桂圆肉、冰糖、蜂蜜，再用文火熬炼 1 小时，出锅，冷却以后装瓶，分 3 次服用。

功效：安神益智，益气补血。适用于气血两虚所致的多梦、失眠、烦躁、记忆力下降等症状。

3. 玫瑰花茶

主治：肝郁气滞型焦虑症。

主要症状：口苦、口干、舌苔薄白或薄黄、胸闷、喜叹气、脉弦。

治疗原理：疏肝理气。

原料：绿茶、玫瑰花茶各 10 克，白开水适量。

制作方法：将玫瑰花茶、绿茶放入杯中，用开水冲泡，加盖焖 10 分钟即可饮用。

功效：芳香开郁，疏肝理气。适用于肝郁气滞所造成的焦虑症。

4. 百合鸡蛋汤

主治：阴虚火旺型焦虑症。

主要症状：急躁不堪、多梦易醒、夜间出汗、舌质鲜红、少苔、脉细弦。

治疗原理：清热降火，滋阴润燥。

原料：鸡蛋 2 个，百合 50 克，冰糖、清水适量。

制作方法：将鲜百合剥开，洗净以后备用；将鸡蛋搅匀备用；起火坐锅，倒入清水，用大火煮开以后，放入鸡蛋、百合、冰糖，搅拌均匀以后停火即可。

功效：润肺健脾、养心安神。适用于多梦、心烦、记忆力下降等症状。

5. 玫瑰花烤羊心

主治：心血亏虚型焦虑症。

主要症状：贫血、头晕、失眠、食欲缺乏。

治疗原理：造血化郁，疏通经脉。

原料：鲜玫瑰花 50 克（或干玫瑰花 5 克），羊心 50 克，清水、盐适量。

制作方法：将鲜玫瑰花放入小铝锅中，加盐、清水煮 10 分钟，冷却后备用；将羊心洗净，切成块状，穿在烤签上边烤边蘸玫瑰花盐水，并反复在明火上烤，烤熟即可食用。

功效：补心安神，生津补血。适用于心血亏虚所致的惊悸失眠以及郁闷不乐等症状。

6. 枣麦粥

主治：失眠心悸型焦虑症。

主要症状：失眠、多梦、精神恍惚、情绪不稳定。

原料：大枣 6 枚，枣仁 30 克，小麦 30 克，粳米 100 克，清水适量。

制作方法：将大枣、小麦、枣仁洗净放入锅中，加入适量清水烧开，取汁，加入粳米同煮成粥。每天食用 2~3 次（温热食用）。

功效：养心安神。适用于妇女烦躁、神志不宁、精神恍惚、多哈欠、悲喜不定、欲哭、自汗、失眠、心悸等症状。

第十章

治愈烦躁不安

——延迟满足，迟来的幸福更美好

中医对烦躁做出了详细地解释：胸中热而不安称为"烦"，手足扰动不宁称为"躁"，但烦躁又和虚实寒热有很大的不同。当温热病邪入体后，可出现口渴、高热、胸闷气短、手足扰动等症状，这是阳明实热。因为阳明主导人的四肢，所以热盛会导致四肢扰动。烦躁大多由烦转躁，如果患者只是口渴，并未出现手足扰动的症状，这就不是烦躁的症状，而仅是普通的"烦渴"，这是由热盛伤津造成的，属于热症。

通常而言，热性病后期或者外感病一般都要经过出汗、呕吐、下泻等过程，出现睡眠不宁、余热未清、胸中烦热等症状，这是由虚火内扰所造成的，被称为"虚烦"，属于虚热症。如果患者出现手冷、手脚在无意识下抖动、脉搏微弱、身形俱疲，这是由虚阳扰动造成的，这种症状被称为"烦躁"，属于虚寒症。

随着生活压力的增大，竞争的日益激烈，越来越多的白领变得烦躁不安，并因此患上了抑郁症。很多人会产生这样的疑问：是什么导致那么多的白领变得烦躁不安的呢？答案只有一个：那就是不满足。所以从某种程度上说知足常乐是战胜烦躁不安的有力法宝。

曾经有人将幸福感形象地比作心灵的形象大使，拥有幸福感的人才会拥有一颗美好的心灵。但是每个人被幸福光顾的时间会有早晚之分，而迟来的幸福并不是一种遗憾，它是人生的另一种体验。

一、白领们怎样才能摆脱抑郁的困扰？

现代都市人特别是白领，常常把"烦躁""抑郁"挂在嘴边，甚至"我快烦死了"已经成为了他们的口头禅。这主要是因为在快节奏的社会里，他们的情绪也跟着快节奏变得烦躁。可以说，生活压力、工作竞争、情感困扰，将他们紧紧地包裹了起来。在这种情况下，他们会莫名其妙地变得烦躁，即使是小小的刺激，都会使他们的情绪出现极大的波动，以致他们牢骚满腹，甚至因此患上抑郁症。而要想摒弃牢骚满腹，摆脱抑郁症的困扰，白领们就得借助以下方法。

1. 转移注意力　不良情绪的出现，大多是因为现实生活中出现刺激事件而造成的，从而导致人们心情变得烦躁、无法将注意力集中、精神萎靡、记忆力下降等。当不良情绪出现时，千万不要让自己长时间地沉浸在刺激事件中，要学会分散自己的注意力，当一个人不再过度关注一件事情时，其不良情绪也会慢慢得到放松和调整。

2. 倾诉心中的困扰　每个人都会有情绪，也都会有情绪上的波动。情绪的波动是一件非常正常的事情，但是如果长期处在低落、烦躁的不良情绪当中，就应该及时地调整。当无法独自摆脱不良情绪的困扰时，可以尝试寻求外界的帮助或心灵上的支持，比如到正规医院进行心理咨询、向自己最好的朋友倾诉，将心中所有的不良情绪全部都宣泄出来，这样情绪就可以得到有效地调整。

3. 进行积极的心理暗示　适当的心理暗示对于调整不良情绪有显著的效果。积极的心理暗示可以使人们的情绪在短时间内有所好转。在现实生活中，人们常说的"阿Q精神胜利法"，如果从心理学角度来分析，其实也是一种积极的自我暗示。

除了上述三种心理调适方法以外，白领们在出现烦躁情绪时，可以采用药膳疗法来改善自己的情绪。科学研究证实，一些食物如莲子、百合、南瓜等，对缓解和调节情绪有显著效果。下面就为大家介绍几道可用于缓解烦躁情绪的药膳。

1. 鸡茸南瓜土豆泥

原料：南瓜 20 克，鸡茸 100 克（最好选用鸡胸肉），土豆 100克，盐、味精、姜汁、料酒、胡椒粉适量。

制作方法：将鸡泥用料酒、盐、胡椒粉、姜汁腌 10 分钟以后，制作成肉丸；将南瓜、土豆放入蒸笼中蒸熟后捣成泥，备用；起火坐锅，在热锅中放入食用油，倒入南瓜、土豆泥翻炒，加入盐、味精调味，再将鸡茸放入炒匀，加入香菜点缀后盛盘即可。

功效：鸡肉里富含大量的维生素 B_{12} 和硒元素，当人体缺乏维生素 B_{12} 时，就会出现食欲缺乏、恶性贫血、经期不顺以及记忆力下降的症状，甚至还会出现痴呆等脑部障碍问题。而且维生素 B_{12} 对人的睡眠质量也会产生重要影响。如果晚上睡不好，白天工作时人就会容易疲倦，从而使人产生烦躁情绪。美国的一项科学实验表明，维生素 B_{12} 对缓解消除失眠症状有很大的帮助。此外，鸡肉中富含的硒元素可以使人振奋精神，心情开朗。

土豆中含有丰富的维生素 B_6，如果人体缺少维生素 B_6，不仅会出现舌炎、贫血等症状，还容易使人陷入抑郁的阴霾当中。维生素 B_6 是人体制造红细胞和抗体所需要的必要物质，可以帮助人体吸收、消化脂肪和蛋白质。另外，维生素 B_6 又因为其对经前综合征以及更年期综合征有显著的缓解作用，对预防贫血有一定的功效，所以它也被称为"女性维生素"。一些医学研究报告指出，一些被经前综合征所困扰的女性朋友在补充维生素 B_6 以后，脾气暴躁、忧郁、头痛、眩晕等症状会有明显的改善。

南瓜里同样富含维生素 B_6，同时含有丰富的铁元素。这两种营养成分都可以促进人体将所储存的血糖转变为葡萄糖，而葡萄糖又被称为"大脑的燃料"。

鸡茸南瓜土豆泥营养丰富，易于消化，可以有效地减轻肠胃的负担。经常食用可以及时补充人体所需的维生素、纤维素等可以让人变得快乐的营养元素。

2. 解忧莲蓬

原料：水发冬菇、冬笋各 15 克，麦门冬 20 克，油菜叶 20 克，菠菜叶 25 克，莲子 28 粒，牛肉、熟花生油各 35 克，豆腐 250 克，葱末、味精、精盐、姜末适量。

制作方法：将麦门冬去芯和莲子放入锅中煮至莲子熟烂；将冬菇、冬笋、牛肉切成末备用；起锅放油，将葱末、姜末、味精、盐放入锅中煸炒，再倒入香油做馅；将豆腐洗净，用铜丝筛子滤后放入锅中，加精盐、味精调味；将菠菜捣烂挤汁，将挤好的菠菜汁调入豆腐中；将四个杯子洗净，在其内壁涂抹熟花生油，放入调好的豆腐羹，不必放满，放半杯就好，然后放入调好的肉馅，再放入豆腐，在四个杯子当中分别放入蒸熟的莲子各七颗，使之成莲蓬状，上笼隔水蒸 7 分钟；油菜切丝，过油炸后盛盘，在上面放入蒸好的 4 个莲蓬，用胡萝卜刻花置于盘子四周。佐餐食用。

功效：豆腐除了含有黄豆本身所含的不饱和脂肪酸、蛋白质、各种维生素等多种营养外，还由于豆腐是由卤水或石膏点制而成，又富含镁盐和钙元素。此道菜品益气生津、甘凉滋润，对心肌及牙齿和骨骼有很好的保护作用。豆腐配上清心除烦、养阴益胃的麦门冬，以及养心益肾补脾的莲子，真是一道物美价廉的养心益智菜肴。麦门冬属于凉性食物，对冠心病、高血压患者以及阴虚内热体质的人群会有很大的帮助。

3. 萱草忘忧汤

原料：合欢花 10 克，黄花菜 20 克，蜂蜜适量。

制作方法：将黄花菜、合欢花同置于锅中，加入适量清水，煎煮 30 分钟，取汁加入蜂蜜即可。日服 1 次，睡前温服。

功效：除烦解郁，安神益智。适用于忧郁不乐、虚烦不安、注意力难以集中、失眠多梦、记忆力下降等人群。

4. 大枣百合龙眼粥

原料：大枣 10 枚，龙眼 10 个，鲜百合肉 10 克，小米 100 克，冰糖适量。

制作方法：将百合、大枣洗净以后放入砂锅中煮粥，待粥煮熟后加入冰糖即可。每日食用 2 次（空腹食用）。

功效：百合性味淡甘微寒，含有丰富的蛋白质、脂肪、无机盐、淀粉以及秋水仙碱等物质，而这些物质都具有宁心安神、清热除燥的作用，对缓解情绪有很大的帮助；大枣味甜，富含大量的维生素 C、蛋白质、糖类、有机酸以及铁、磷、钙等矿物元素，具有安神、健脾、养胃的功效；而龙眼具有安神补气、滋阴养颜、养心益智等功效；小米具有安神和健脾的作用。现代医学认为，色氨酸能促进大脑分泌出一种调节人的情绪的神经递质——血清素，它可以使大脑处于兴奋状态，消除人产生的不良情绪。大脑神经细胞分泌出的血清素越多，人调节情绪的能力越高。而小米当中含有丰富的色氨酸，据科学研究显示每 100 克的小米中就含有 202 毫克的色氨酸。除此以外，小米中还富含易消化的淀粉，食用以后可以让人产生饱腹感，促进人体分泌大量的胰岛素，从而进一步提高大脑内的色氨酸的含量。此粥适用于由心理压力大以及失眠所引起的烦躁不安患者。

二、知足常乐才是战胜烦躁不安情绪的有力武器

虽然现在人们的物质水平相比于以前有了很大的提高，但是人们的幸福感却并没有得到相应的提高，甚至还出现了下降的趋势，以致人们时不时地产生不同程度的烦躁情绪。那为什么我们的幸福感没有随着生活水平的提高而提高呢？这主要是因为随着生活水平的不断提高，人的欲望也在不断地膨胀，而人的幸福感也会随之下降，从而使人产生烦躁的情绪。换句话说，是人的不满足导致烦躁情绪产生的，

而知足常乐的心态是人们战胜烦躁不安情绪的有力武器。

美国著名社会心理学家欧内斯特·希尔加曾表示："其实，丰富的物质生活，大量的金钱财富，并不是人们幸福感的唯一来源。因为幸福是由人心创造的。当一个人自内心觉得非常满足时，即使他没有丰富的物质财富，他依然会感觉非常幸福。相反，如果一个人的内心非常空虚，那么即使他拥有再多的物质财富，他也不会感到幸福。所以说，如果人们想要得到更多的幸福，就得让自己学会满足，因为只有这样，你才会体会到生活中那些简单却很珍贵的幸福。"

我曾经在《故事会》上看到过这样一个故事：在爽朗的秋天，有一天一个年过花甲的老人决定给自己放个假，于是他独自一人开车到海边垂钓。这位老人是当地一家知名公司的创始人，年轻的时候，他一直忙于工作，没有时间用来娱乐和放松，这使他的神经时刻处于紧绷的状态，最后患上了严重的抑郁症，并出现了烦躁情绪。他的私人心理医生建议他可以将生意交由他的儿子打理，找一个适合自己的放松方式放松一下身心。而垂钓就是这位心理医生向这位老人推荐的放松身心的一种方法。因为钓鱼可以有效调节人的心理，让人处于一种轻松的心理状态下。因为这位老人本身就很爱垂钓，所以当心理医生向他提出这个建议时，他立刻表示的认同。于是，老人马上将手中的所有生意交给儿子打理，而他则来到海边钓鱼。

老人来到海边以后，发现有一个年轻小伙正悠闲地边晒太阳边垂钓。接下来的几天，老人都会看到这位年轻人坐在海边钓鱼，这让他感到十分好奇，心想：这个年轻人为什么不用大好的时光去闯事业，却把大把的时间浪费在垂钓上呢？

终于有一天，老人按捺不住自己的好奇心，和那位年轻人攀谈了起来。老人问年轻人："这些天我都看你在这里钓鱼，说实话我非常不能理解你的行为，你那么年轻，有用不完的精力、体力以及时间，为什么不去干一番事业，多赚些钱，却在这里浪费大量的时间钓鱼呢？"

年轻人笑着反问他："赚那么多钱干什么？"

老人笑着回答："你要是赚了钱，就可以成为一个富翁。成为一个富翁之后，你就可以像我一样每天都可以到海边垂钓，享受幸福时光了。"

年轻人摊开双手问老人："我现在不是正在闲适地垂钓吗？"

听完这话，老人再也说不出话来。

这个故事中的老人和年轻人究竟谁更幸福呢？相信每个人都会有暗合自己思维的答案。故事中的老人拥有令人羡慕的财富，但是由于年轻时专注于工作，而忽视了身体健康和精神健康，使他到了年老时患上了严重的抑郁症。直到此时，在心理医生的建议下，他才意识到自己应该好好地享受一下生活，做一些自己喜欢做的事情了。而年轻人虽然没有太多的财富，但是他对自己目前的生活非常满意，每天都过得十分开心和幸福，并且能够做自己喜欢做的事情。至此，谁更幸福的也就一目了然了。

如果一个人整天忙于工作赚钱，却忽视了生活中的美好，那么，即使这个人有几辈子都花不完的财富，幸福同样不会降临到他的头上；如果一个人懂得知足并学会感恩，即使他没有多少财富，他同样会感受到生活中的幸福，从而不会受到烦躁情绪的困扰。可见，人的幸福感不是由拥有多少财富决定的，它来自人们的内心感受，只要人们学会知足，不被欲望控制，就能够和幸福并肩同行。

《2005年社会蓝皮书》中的官方数据显示：在澳大利亚，居住在墨尔本、布里斯班、悉尼等经济发达地区的人们，虽然拥有令人羡慕的高薪工作，但是他们却过得十分压抑，幸福感远不如生活在乡村地区收入较低的居民。另外，相对于生活水平和收入水平较高的东欧国家，反而是那些收入较低、经济水平落后的国家，如阿根廷、巴西等国的国民幸福感更强一些。因此，美国现代著名心理学家大卫·迈尔斯表示："其实，幸福感的强弱和人们的收入没有太大关系，只要人们对自己的生活状态感到满意，并对自己所拥有的感到知足，他就能够感受到生活中细微的感动和幸福。"

在现实生活中，每个人都知道知足常乐的道理，但是能真正做到的没有几个。我国古代著名哲学家老子曾经说过："祸莫大于不知足，咎莫大于欲得。故知足之足，常足矣。"这句话的意思是说，人最大的祸患是不满足，最大的过失莫过于贪得无厌，所以那些懂得满足的人，才能永远快乐地生活。德国著名心理学家叔本华也曾说过："人的失望和痛苦大都来自于人的不满足。"

我国的中庸之道就提倡"知足常乐"，认为一切行为都要以适中、折中为宜，不能无欲无求，也不能过度追求，做每件事情都要讲究个"度"。换句话说，就是对幸福的追求也要有个"度"。一个人只要懂得满足，他就会是一个快乐的人。如果一个人贪得无厌，永远不知道满足，他永远都不会拥有快乐。由于这种人时常会产生焦虑不安的情绪，甚至还会感到痛苦不堪，所以他们患上抑郁症的可能性很大。

我国古人的"布衣桑饭，可乐终生"就是一种典型的知足常乐。"采菊东篱下，悠然见南山"中将陶渊明知足常乐的悠然表现得淋漓尽致；"宁静致远，淡泊明志"同样蕴含着诸葛亮的知足常乐；我国著名实业家曾国藩认为人生本来就"不宜圆满"，为了自己不被情绪所控制，他将书房命名为"求阙斋"，而这个书房的名字也充分体现出了他知足常乐的智慧；林语堂曾经对自己的朋友说过："最好的处世方法就是半玩世半认真，这样不会过于忧虑，也不会过于无虑，这才是做好的生活状态。"从林语堂的这句话中我们也能体会到关于知足常乐的幽默。

我曾经听说过这样一个民间故事。明朝有一个人叫胡九韶，家境非常贫困，可以说是家徒四壁。他一边教书一边努力耕作，仅仅可供一家老小的温饱而已。但是他并没因为生活的穷苦而变得郁郁寡欢，相反，他每天都笑容满面，而且每天黄昏时，他都要上香感谢老天爷赐给他一天的清福。这时，他的妻子笑他说："咱家一日三餐吃的都是粗茶淡饭，怎么说得上在享清福呢？"胡九韶耐心地向她解释："虽然我们家徒四壁，也没有能力吃到美味珍馐。但是我们生活在太平盛世，不用因为战乱而流离失所，颠沛流离，饱受离别之苦。再者，我们现在全家人都有饭吃，有房住，没有忍饥挨饿。最后，我们家没有人患病，也没有人在监狱中服刑，难道这些还不算是在享清福吗？"

　　知足是一种处世风格，常乐是一种情怀。知足常乐，贵在人心，也是人生的一种底色。在我们迷失方向时，知足常乐会为我们提供一个避风港，会为我们平凡的生活渲染出一份宁静和温馨，从而使我们以一种更加饱满的精神毅然前行。

　　可以说，只有那些真正做到知足常乐的人，他们的人生才会比普通人多一份豁达和从容，从而不受烦躁情绪的困扰，远离抑郁症。

三、从根本上消除烦躁情绪，可从自己从事的工作入手

　　心情烦闷是现代人常见的一种"情绪疾病"，在这种情绪下，人们对于自己所产生的所有行为都不能给予正确积极的定义，因而会出现这时想干这件事，没过多久又想干那件事，再等几分钟以后又什么都不想干的情况，从而使自己的人生进入一种无序的状态，并产生一种迷失自我的感觉。所以说，人们产生烦闷情绪通常有两个直接因素：一是不清楚自己所从事或所做的事情是否有意义；二是不知道自己应该做些什么。

　　研究表明，人在工作中是最开心的。虽然工作的本身不能直接给人带来愉悦感，但是在完成某项工作时所产生的自豪感和荣誉感却是做其他事情无法比拟的，而这则能在无形中从根本上消除大的烦躁情绪。可见，人们想要从根本上消除烦躁情绪，可从自己所从事的工作入手。在工作当中充分发挥自己的智慧、热情以及责任心，让工作变成一种充满挑战性、趣味性和刺激性的活动，这样人们就会远离烦躁情绪。

当然，在现实生活中，有很多的工作仅需要依靠工作者部分的精力、智慧或能力就能很好地完成。当一个人的才智超出了他所从事的工作需求时，他在工作时往往就会感到无聊烦闷。在这种情况下，人们是不会全身心地投入到工作当中的。虽然这是一种不可避免的现象，但是人们却可以尽量不处于这种被动的状态——当出现这种情况时，人们可以想方设法地将自己的工作能力和工作要求变得具体，或者将所下达的任务臻于完美，从而使自己的聪明才智在工作中得到充分发挥。这样，人们就可以通过工作体现出自己的价值，消除掉自己心中烦躁的情绪。

而人之所以会产生烦躁情绪的主要原因还与缺乏幸福感有关，尤其是童年过得不幸福的人们。人对幸福的追求是与生俱来的，即是人的一种本能。但不是所有的人一生下来就可以过上幸福美满的生活，幸福有时也需要后天的努力和争取。人们不要因为幸福的"迟到"而感到沮丧和遗憾，因为它可以净化人的心灵，使人摆脱烦躁情绪的困扰。

宋雪梅是一个不幸的女孩——她刚出生没多久就因为残疾被父母遗弃，幸亏有一个拾荒的老者将其抚养成人。2012 年，年仅 17 岁的宋雪梅以优异的成绩考入南京师范大学。与其他学生不同的是，当别的学生还沉浸在考入大学的喜悦当中时，宋雪梅却因为自卑而陷入深深的烦躁情绪中。因为在大学里，她不再是班上的佼佼者，同班的女同学每个人都打扮得青春靓丽，只有自己穿着中学时的衣服。烦躁的情绪使她变得敏感易怒，班上的同学也都渐渐地疏远她，这使她的性格更加孤僻，平时除了上课她几乎不会踏出宿舍门一步，更不会主动和同学交流，甚至同寝室的室友一天和她也说不上几句话。班主任王老师将她的这种情况看在眼里，总想找一个合适的机会找她谈谈。

王老师知道宋雪梅是一个敏感的女孩，而且很在意自己的出身和父母，所以在和她谈话的过程中，王老师并没有过多地谈及这方面的内容，而是先从她的学习成绩谈起。宋雪梅自从进入大学以后并没有像其他学生那样对自己放松要求，而是坚持上完每一节课。虽然每次她考试都不能拿到高分，但是她却是班上唯一一个没有挂过科的同学。

在谈话的过程中，王老师尽量让宋雪梅意识到自己也是个幸福的人。因为相比于那些福利院的孤儿们来说，她至少有个家，有一个疼她爱她的爷爷。而且，王老师还善意地提醒宋雪梅，朴素也是一种美，坚持自己的风格，没有必要去抄袭别人的风格。

经过王老师的开导，宋雪梅逐渐变得开朗起来，并渐渐地消除了自己的烦躁情绪。

 ## 四、中药浴足疗法可将烦躁一扫而光

中药浴足疗法又被称为足浴疗法，是中医外治法的一种。近年来，越来越多的心理医生将中药浴足疗法用到心理疾病或精神疾病治疗当中。

中药浴足疗法，主要是选用一种或多种中草药煎汤浴泡双足及膝关节以下的部分。它的治疗原理是通过药液的温热作用以及皮肤对药物的吸收对足部经络起到良性的刺激，从而达到治疗和预防疾病的目的。

与中医的内疗法一样，浴足疗法也是以中医脏腑、经络理论为指导，并根据患者具体的病症遵从辨证论治的原则选择相应的药材和浴足方法，借助药液的温热刺激和药材本身具有的药力，使人阴阳协调、气血通畅，从而达到消除病症、强身健体的目的。因为这种方法具有简单、容易操作、效果显著、安全经济等特点，所以深受普通大众的青睐。

更为关键的是，中药浴足疗法的保健作用主要为缓解并消除人的烦躁情绪。而且，浴足疗法还有以下几种保健作用。

1. 促进血液循环　脚是人体最低的部分，也是离心脏最远的器官，所以脚部末梢的血液循环也是人体当中最差的，再加上脚部皮脂腺减少，而汗腺分布比较密集，相比于人体的其他器官更容易消耗身体的热量，保暖功能也相对较差。"寒从脚下起"这句谚语就充分体现了这个道理。中药足浴通过药液的温热刺激，可以使脚部的血管扩张，促进血液循环，从而提高血液流通的速度和流量，进而改善全身的血液循环。这和生理现象和中医中的"血遇热而行，遇寒则凝"的观点完全符合。人体的血液循环得到改善以后，人体的各个器官、组织就能够获得更多的营养，从而促进人体的新陈代谢。因此，中药浴足疗法对肢体关节疼痛、心血管疾病以及肠胃疾病均有显著的治疗效果。另一方面，血液的畅通可以促使用于调节人的情绪的神经递质分泌旺盛，对于改善人的情绪有显著的效果。

2. 促进新陈代谢　中药浴足可使全身血液循环得到改善，进而促使机体各个器官分泌功能得到加强，对机体内的蛋白质、糖、盐、水、脂肪有很好的调节作用，从而促进人体的新陈代谢速度，提高人体的免疫力，增强机体健康。

3. 提高免疫功能　中药浴足在促进全身血液循环的同时，对淋巴液的循环有很好的促进作用。现代医学证实，人体的淋巴细胞对外具有防止病毒入侵和抵抗细菌感染的作用，对内具有抑制并消灭病菌的功能。淋巴液循环速度的加快，可以促使淋巴细胞不断产生抗体，对人体的免疫力有很好的改善作用。而临床实践证明，中药浴足疗法对反复性感冒等由免疫力低下所引起的疾病有很好的治疗效果。

4. 调节脏腑功能　中医经络学说认为，人的脚部是通过脚上的经络系统和身体的各个器官相连接，保证人体的统一性和完整性。中药浴足的药透效应和温热刺激，可以通过足三阳经和足三阴经对相对应的器官直接起到调节和刺激作用，而如果能在浴足之后再配上足部保健按摩，效果会更加显著。

5. 提高人体排毒功能　人体在新陈代谢的过程中会产生代谢毒素

和废物，如果它们不能及时排出体外，就会对人的身体健康造成严重伤害。而中药浴足具有的温热刺激可以促进毛细血管的扩张，增强皮脂腺、汗腺的排泄功能，使人通过排汗将体内有毒的废物排出体外。

6. 降低血液黏稠度　通常而言，过度肥胖者和中老年人的血液都会出现"两高"现象，即高黏稠和高脂肪，导致血液的循环流动慢，使人出现头晕、头昏、头痛、萎靡不振等症状，严重者还会出现脑血栓、昏迷等现象，甚至还会危及人们的生命。中药浴足可以有效地降低血液的黏稠度，促进血液循环，使血液流动变得正常，而且对脑血栓有很好的预防作用。

7. 消除疲劳，改善睡眠　中药浴足可以使血液循环加速，降低头部的供血量，而且其温热刺激可以直接通过皮肤作用于中枢神经系统，有效地控制中枢神经的兴奋，从而改善人的睡眠质量，使人保持充沛的精神和体力。中国有句俗话叫"睡前泡泡脚，胜似吃补药"，说的就是这个道理。

8. 活络舒筋，祛寒除湿　在日常生活中，人们特别是老年人常常会受到风寒的入侵，很容易造成气血瘀滞、经脉闭塞。中医学认为，"血遇热则行，遇寒则凝"。中药浴足可以使毛孔扩张，气血畅通，使"瘀者得疏，滞者得行"，从而起到活血化瘀、舒经通络、消肿止痛的作用。

9. 消除压力，振奋精神　医学观念的转变，使越来越多的人开始关注心理压力对人身体健康的影响。人是一种感情动物，不仅会受到外界环境的干扰，也会受到自身喜、怒、哀、惊、恐、忧、思七情的影响。特别是在生存环境复杂的现代社会，人们需要在激烈的竞争中求生存，这使每个人都在承受着不同程度的心理压力和精神压力，而且由心理压力所造成的高血压、消化不良、心脏疾病、失眠等疾病的患者越来越多。那么，人们要如何才能有效缓解和消除自己的精神压力？中药浴足可以有效地缓解并消除人的精神压力。这是因为中药浴足首先可以温热双足，加速足部的血液循环，从而使全身的血液循环加速，脑部供血量充足，大脑得到充分供养，从而使人立刻感到脑明、心定、气爽，而身体的不适症状也会随之得到缓解或者消失。其次，药液中的中药成分可以通过穴位和经络直接作用于人体的各个器官，有效地调节人体器官的各项功能，使人的机体充满活力，心情逐渐明朗，烦躁情绪得到缓解。而人的生理不适症状也会消除，从而使人的心理压力随之减轻，树立起克服困难的决心和重塑心理健康的信心，用振奋的精神去面对生活、工作中的困难和挑战。

第十一章

铲除内心杂草
——乐观积极，发现生活之美

　　抑郁症根据程度的不同可以分为轻度抑郁症和重度抑郁症。轻度抑郁症患者可以通过调节自身心情来有效地控制并消除抑郁症状。由于造成人们产生抑郁心理的因素有很多（工作、生活压力、突然出现的一些疾病等），所以不同原因造成的抑郁症所采用的调节方式也不同。

　　随着生活节奏的日益加快，人们面临的压力也越来越大，因此会不同程度地出现抑郁的倾向。但是大多数人由于各种原因而不愿意承认自己患有抑郁症，这是因为他们对抑郁症的了解不够深入所导致的。其实，抑郁症是常见的心理疾病，丘吉尔、达尔文、牛顿、林肯等历史伟人，都患有抑郁症。就连中央电视台著名主持人崔永元也曾向媒体袒露自己患有严重的抑郁症。

　　有的人形象地把抑郁症比喻为"精神上的感冒"，就像人会感冒一样，人的一生难免会遭遇几次这样的"精神上的感冒"，即患上抑郁症。患上抑郁症后，只要及时治疗就可以有效地控制抑郁症的发作，同时，一些专家还指出，抑郁症属于心理疾病，保持积极乐观的心态就可以有效地阻断一切心理障碍。

 一、积极乐观的心态为何能阻断一切心理障碍？

　　百度的一次调查显示，有13%～20%的人曾经有过不同程度的抑郁体验，其中发展为抑郁症的概率为 6.1%~9.5%。某网站把这一结果发布以后，有网友就发出这样的疑问："为什么在科技如此发达的今天，还是不能有效地控制抑郁症？还会有那么多的人患上抑郁症？"对此，专家们给出的解释是，随着工作压力的增大和生活节奏的加快，人们生活高压环境之下难免会感到紧张、疲劳和郁闷，再加上失业率的不断提高，从而导致抑郁症发病率的不断提高。由于人们对抑郁症的不重视，往往会使抑郁症加重，严重的甚至还会危及人们的生命安全。

　　其实，不管是在生活中还是在工作中，偶尔出现几次抑郁的症状是在所难免的。抑郁的心境是一种沮丧情绪的体验，也就是我们日常生活中所说的"心里不痛快"。那么如何确定自己是否患上了抑郁症呢？患有抑郁症会出现以下临床表现：心情不好，意志消沉，对所有的事物都没有太大的兴趣，记忆力减退，注意力不集中，时常有疲倦感，患得患失，反应时间增长，警惕性提高，严重者会对生活失去希望而选择轻生。

　　有人在得知自己患有抑郁症时，出于各种原因不愿意承认自己患有此病，更不愿意找心理医生进行情绪疏导，从而延误了治疗的最佳时机。最近，美国的一项研究报告显示：保持良好的心态，可以有效消除轻度抑郁症。保持良好的心态有很多的方法，如看书、听音乐、进行有氧运动等。

　　现年 76 岁的戴维每天都要到篮球场和一群年轻人打篮球，有好多人不理解戴维为什么这么做。他解释说："如果每周不打篮球，我会对生活产生厌烦感，打篮球让我的生活中充满了乐观的情绪。"

　　杜克大学的心理学教授斯蒂芬·赫尔曼曾经做过这样的实验：他在一次为期六个月跟踪实验中检验了三种治疗抑郁症的方法。第一组志愿者完全依靠药物进行治疗，第二组志愿者完全依靠锻炼进行治疗，第三组志愿者以锻炼为主药物为辅的方法进行治疗。当实验结束时，赫尔曼教授发现：第二组患有抑郁症的患者的复发率远远低于其他两组。对此，赫尔曼解释道："当人们通过自身努力完成某件事情时，会产生一种愉快的心理情绪，而这种愉快的心理情绪是治疗抑郁症的最好药物。"

早期的抑郁症患者除了通过药物治疗和心理疏导外，还可以采用以下几种方法让自己重获信心，早日摆脱抑郁的泥潭。

（一）在日常生活中做一些自己感兴趣的事情

多数的抑郁症患者会对生活中的任何事物都提不起兴趣，因此变得行动迟钝，就连生活中的一些小事都懒于应付。如果出现这种现象，先不要强迫自己振作起来，否则会适得其反。这时，可以选择一些自己比较感兴趣又可以转移注意力的小事，如逛街、打扫卫生、做一顿饭等。通过做这些事来削弱抑郁症对人的控制，并使患者的心情变得开朗。

（二）改变自己的消极思维

王杰是一名轻度抑郁症患者，他在最近一段时间很容易出现情绪低落的情况，而且每次持续的时间不断延长、程度不断加深。同时，每次出现情绪低落他总能找到一些理由为自己辩解，比如成绩不理想，并拿出了一张不合格的试卷。但实际情况却不是这样，王杰曾经是他们省的高考状元，而且目前就读的大学也是国内知名高校，至于那张不合格试卷是在王杰生病的情况下完成的，在补考的时候，他发挥正常取得了 98 分的好成绩。从王杰的案例中可以了解抑郁的情绪会影响人们的思维方式，极容易让人产生消极的思维，从而导致抑郁症的发生。

大量的案例表明，人的情绪和思维方式有着密切的联系。当情绪低落时，人的思维和记忆会不自觉地向负面发展，最终发展为抑郁症。而如果人们此时能及时改变自己的消极思维，就会产生积极的力量，从而有效地控制抑郁症的发作。比如说因下雨而被迫取消了旅行计划，此时也不必心情郁闷，不妨用积极的思维看待问题——不能去旅游，你可以撑着伞到雨中漫步，欣赏一下雨景或者安静地坐在阳台上读一本自己喜欢的书。

想要改变自己的消极思维，就应该多用正面的思维看待问题，从而赶走心里的负面情绪，这样就能用正确的心态面对生活中所遇到的人和事。而在遇到困难时，也不要过分的悲观，要保持冷静，用理智战胜困难。只要养成积极乐观的思维习惯，就能有效地缓解心中抑郁的情绪，从而保持身心健康。

（三）学会放松心情

如果发现自己出现抑郁的症状，不必惊慌，可以尝试用以下的方法放松自己的心情：静坐——找一个安静的地方，把所有的注意力集中在呼吸上，在一呼一吸中逐渐忘却烦恼；运动——无论是轻缓的有氧运动还是激烈的体育锻炼，都可以达到放松神经的效果；听音乐——轻柔的音乐可以有效帮助人们放松心情，而且积极向上的歌词可以激发起人们心里的斗志；亲近大自然——研究表明：新鲜的空气和宽阔的视野可以有效缓解人们紧张的情绪，使人心情开朗。

（四）向他人求助

美国著名心理学家罗杰斯经研究发现，和自己信赖的人进行交流，对抑郁症的发生有很好的预防作用。在现实生活中，有很多心理医生在治疗抑郁症时会采用与患者沟通的方式。

通过和家人或者朋友的沟通，不仅可以缓解紧张的情绪，还能准确地找到诱发自己情绪低落的主要原因。而获得家人和朋友的认可，还可以有效地消除心中的消极情绪，使人变得积极乐观。

其实，抑郁症并不像人们想象得那么可怕，只要人们能正确地面对它，而不是一味地逃避它，努力让自己变得开朗，及时消除心中的消极情绪，就可以有效地预防抑郁症的发生，就可以用积极乐观的心态面对人生。

二、抑郁症患者要起居有常

抑郁症状本身或者服用的一些抗抑郁症的药物可能影响患者的睡眠。北京大学心理学研究所的一项研究表明抑郁症患者如果没有充足的睡眠，就会加重抑郁症状。其实，这个很容易理解，如果抑郁症患者的睡眠时间不足，就很难很好地处理工作和生活中的琐事，使人产生烦躁的情绪，从而导致抑郁症症状的加重。

很多患有抑郁症的人虽然很容易入睡，但是他们半夜醒来想像普通人那样再次入睡就是非常困难的一件事；有的人早上很早就会醒来，但是醒来以后就难以再次入睡，以致自己白天就会一直处于混沌状态，没有好的精神去解决工作上的问题；有的会不停地睡觉，对于他们来讲好像没有白天一样。央视著名主持人崔永元，就曾经因为抑郁而导致自己患有严重的失眠。他在书中这样记录抑郁症："抑郁症每天和我如影随形，有时就像亲兄弟一样，医书上所描写的抑郁症的症状我全都有，有时还会'即兴发挥'。差不多有四到五年的时间，我一直生活在抑郁当中不能自拔。虽然每天看新闻时，看到国家的GDP 每年都在增长，人民的生活越来越好，可我就是高兴不起来，满脑子都是一些极限运动。哎，关于抑郁症的不堪回忆，又不想多想。"崔永元在以后的很多次公开采访中承认，在自己患有抑郁症的几年里，一直坚持去看心理医生，医生给了他很多的帮助，经过两年时间的治疗和调整，他才渐渐地从失眠的困扰中解脱出来。

美国哥伦比亚大学医学研究中心在杂志上发表过这样一篇文章：他们对美国 1.5 万名 18 ~ 38 岁的人进行为期三个月的跟踪调查，此次调查的主要方向是，失眠时间和患抑郁症概率之间的关系。

调查研究表明，那些每天睡眠时间不足的人患抑郁症的概率比每天有充足睡眠时间的人高出 17%，产生自杀念头的概率要高出 48%。

此外，每天 12 点以后睡觉的人患抑郁症的概率比每天 10 点或者更早睡觉的人患抑郁症的概率高出 24%，产生自杀念头的概率要高出 20%。而医学研究中心的研究人员阿克塞尔还指出，充足的睡眠时间可以有效预防抑郁症的产生并对抑郁症的治疗很有好处，特别是对于处于青春期的青少年来说。

面对日益增加的竞争压力，很多人会出现不同程度睡眠不足的情况，特别是对于那些刚进入职场的新人来说，能美美地睡上一觉更是一种奢望。那么，下面就为大家介绍几种调节睡眠的方法。

1. 尽量每天在同一个时间点睡觉。有规律的入睡时间有助于良好睡眠习惯的养成。

2. 午休的时间不应过长。大多数人会有这样的误解：午休的时间越长，下午越有精神。其实，午休的时间长短与下午有没有精神没有太大的联系。一般来说，午休的时间保持在 15～30 分钟为宜，而过长的午休不仅会影响下午的精神状态，还会影响晚上的睡眠。晚上没有充足的睡眠，就会导致第二天上班没有精神，从而陷入不良的循环当中难以自拔。

3. 养成一个良好的睡前步骤，比如说看书、洗漱、冥想等，然后入睡。

4. 睡前可以在脑海里大致安排第二天所要做的工作。不要让自己的大脑在入睡前仍处于胡思乱想的状态。

5. 睡前不要进行剧烈的体育运动，比如打篮球、跑步等，过度的体育运动会影响人的睡眠效果。

6. 睡前不要大量饮酒、抽烟、喝咖啡，晚饭也不宜吃得太多，不然食物在胃中难以消化，会影响睡眠质量。

在现实生活中，有不少的女孩子为了能拥有一副苗条的身材而盲目地节食，经常性地节食会使人容易产生烦躁、易怒、疲惫等情绪，所以说过度地节食也会导致抑郁症的产生。一副苗条的身材，最终还得依靠运动获得，正所谓"生命在于运动"，运动不仅能够使人们强身健体，预防抑郁症，还会在短时间内提高人的情绪，对于抑郁症的治疗也非常有帮助。

据美国医学研究所的一项研究报告显示：人的心情和饮食也有很大的关系。有很多人会表示不能理解，也会产生这样的疑问：人的心情和饮食有什么联系呢？两件事情根本就是风马牛不相及的吗？其时，在生活中只要留心观察，就会发现有很多可以证明人的心情是与饮食相关的例子，如有很多人在心情不好或者心情郁闷的时候会选择暴饮暴食的方式缓解。殊不知，这样不仅不会使自己的心情变好，还会损害身体健康。

抑郁症的早期防范与治疗是抑制抑郁症的关键环节，也是必不可少的环节。目前，对于早期抑郁症的治疗有很多种方法，主要的有药物治疗和心理治疗两种。由于西药的副作用大，在早期治疗的过程中，越来越多的心理医生采用中药治疗、食物治疗和心理治疗。

下面就给大家介绍几种常见的辅助早期抑郁症治疗的中药。

1. 加味百合地黄汤　冬麦、太子参、百合、浮小麦各 30 克，五味子 10 克，大枣、甘草各 6 克，竹茹、地生各 15 克。煎水服用，每日 1 次。

2. 平心忘忧汤　苏叶、肉桂、菖蒲各 6 克，生姜 9 克，茯苓、神曲、半夏、黄柏、枳实、厚朴各 12 克，磁石、礞石各 30 克。煎水，分 3 次喝。

3. 黄连阿胶汤　黄连 3 克，大枣 5 枚，郁金、阿胶、白芍、菖蒲、黄芩、甘草、柴胡各 10 克，枣仁 15 克，浮小麦 30 克。煎水服用，每天 1 剂。

4. 归脾汤　木香 9 克，志远、枣仁、甘草各 10 克，当归 12 克，龙眼肉、黄芪、白术各 15 克，人参 20 克，茯苓 25 克。煎水服用，每天 1 剂。

5. 补源解郁汤　薄荷 5 克，香木、甘草、桂枝、黄芪、枣仁、白术、茯苓、志远、当归、柴胡各 10 克，枸杞子、党参、白芍、合欢花各 20 克，地黄 30 克。可水煎服用，一天 1 剂。待症状减轻以后可同比例制成药丸，持续服用 10~15 天。

6. 解郁安神汤　知母 10 克，合欢皮、柴胡、炒枣仁、白芍、茯苓、当归各 20 克，五味子 25 克，夜交藤 30 克。煎水服用，每天 1 剂。

7. 逍遥散　薄荷、甘草各 6 克，生姜、当归、白术、柴胡各 10 克，白芍 12 克，茯苓 15 克。煎水服用，每日 1 剂。

除了药物治疗以外，有些食物对抑制抑郁症状也有很大的帮助。据英国医学委员会精神病学院的一项研究表明，维生素 B 对于抑郁症的治疗有很大的帮助。此外，食用含铜、锌量高的食物可以有效缓解抑郁症状；食用含硒量高的食物可以改善人的情绪；多食鱼肉可以缓解人的焦虑心情。

三、发现生活之美就是要和抑郁"全面开战"

英国著名小说家艾伦特曾经说过："行为决定人生，同样人生也应该决定行为。"现实生活中，很多人知道并且理解这句话，但鲜有人能做到这一点。如果人们能把这句话付诸行动，就一定能拥有更充实、更快乐的人生。特别是对于早期抑郁症患者来说。

众所周知，早期的抑郁症患者可以通过一些心理调适来摆脱抑郁症的困扰。那抑郁症患者要怎样进行有效的心理调适呢？可采用以下几种办法。

（一）走出家门，多与人交往

人一旦患有抑郁症就会丧失一定的人际交往能力，喜欢独处，并对外界缺乏信任感，这样自然不会对他人倾诉自己的心声，使其压抑的心情没有有效的发泄途径。

扩大与社会的接触，对早期的抑郁症治疗有很大的帮助。抑郁症患者应当走出家门，多与人交往，采用积极乐观的方式与人交往，从而真实地面对自己的处境，消除对他人不信任的心理，不断减轻或消除抑郁症状。多与人交往可以向抑郁症患者提供一个有效宣泄不良情绪的途径。据美国心理学会的一项研究报告显示：通常情况下，人们更愿意与自己没有利益冲突的陌生人倾诉心声。所以说上网交友、聊天不失为一个与人交往的好办法，一方面增加了患者的交往，减轻了他们的抑郁症状；另一方面，也有效地保护了患者的隐私，更好地维护了患者的自尊。

良好的人际交往可以使人心情愉快，有利于抑郁情绪的缓解与控制。据美国医学会的一项实验研究表明，交际能力强的人患抑郁症的概率远远低于那些喜欢独处的人，精神状态也活跃得多。无独有偶，法国加塞精神健康研究中心曾经组织过一场名为"朋友就是良药"的活动。研究中心的医生们认为，多与朋友相处对抑郁症的治疗有很大的帮助——有利于抑制抑郁症状的发展。

（二）善于冥想，清除思想上的"杂草"

对于心灵修习来说冥想不失为一种高效的方法。目前，国内的抑郁症研究机构已经将冥想运用到抑郁症的治疗当中，并且效果显著。长时间的临床研究发现，冥想可以使抑郁症患者有效减少紧张、焦虑、不安等情绪的产生。有规律地进行冥想，可以增强患者的自我保护意识，对于抑郁症患者有很好的启迪作用。

通过冥想，人们可以简单、全面地了解自身所处的环境，正视内心，以一种全新的态度来感受世界的美好。冥想对于一些常见疾病，如失眠、抑郁、焦虑的治疗效果远远高于传统的药物治疗。美国约翰霍普金斯医学院的 Madhav Goyal 副教授曾经对冥想做出了如下解释："现在有很多人以为冥想就是安静地坐在那里，什么也不用做，这样对抑郁症不会起到任何的治疗效果。其实，这种想法是错误的，冥想是一种增进患者自我觉醒的主观意识训练，有很多种方式，不同方式的冥想会产生不同的效果。抑郁症患者可视自身的具体情况选择适合自己的方式。"同时 Goyal 教授还提到，目前把冥想作为一项治疗项目载入抑郁症治疗文献还是会有一定的困难的，因为不同方式的冥想都各自存在着不同程度的缺陷，将来需要进一步地研究证实冥想对于哪种抑郁症的治疗效果最为显著，以及同时采用不同的冥想方式对于抑郁症的治疗是否有更好的效果。

著名的心理咨询师李宏夫教授曾经指出，关于冥想其实有很多种方式，常用的冥想方式是一种最简单的冥想训练方法，抑郁症患者只需在心中制定一个宏观的愿景，且主体不受限制，只要能使患者感到身心愉悦、精神放松即可。然后在大脑中制定具体的实施方案，在这个愿景上投入的感情越是集中，所产生的效果越佳。此外，这种疗法需长期坚持，才能起到对抑郁症状的抑制作用，否则将不会产生任何效果，有时甚至会适得其反，增加患者的内疚心理，从而加重抑郁症状。

（三）整理感受，摒弃不良心理

抑郁症患者更多的时候是沉浸在消极的情绪当中，虽然他们明白自己当前的情绪或想法是不合理的，但是仍没有好的办法将其摆脱。患者如果想要真正地摆脱这种困扰，不妨试着将自己的内心真实感受写在笔记本上，不要去管有些想法是多么荒唐或者多么地不值一提，你所要做的仅仅是把它们记录下来。记录下以后，先不要急于去分析，你可以选择去做些其他自己感兴趣的事情，等自己身心有所缓解以后再把它拿出来翻看（记住仅是翻看）。每次翻看时，你一定会有不一样的感受。

（四）提高自信，培养新的兴趣

大多数抑郁症患者会因为来自多方面的压力而产生强烈的自卑感，这种自卑感会导致患者在生活中处于被动状态，对身边的人更加依赖，形成"灰姑娘"心理，在遇到困难时会存有侥幸心理，认为困难会自动消失或者会有人无条件地替他们解决困难。患者如果想要有效地克服这种心理，应该做一些以前没有尝试，但自己又感兴趣的事情，提高自信。在做这些事的过程中，让患者认识到自己并非一无是处，对患者的治疗也有一定的积极作用。通过培养新的兴趣，患者也会对以前的生活有所感悟和总结，重拾对生活的信心，帮助患者尽早地摆脱抑郁情绪的困扰。

（五）音乐与宠物，让生活变得丰富多彩

随着生活节奏的日益加快，人们整天忙于奔波，再加上工作压力大，回到家后又不能和家人进行有效的沟通，导致有不少人在现实生活中感到十分的孤单，甚至是对生活失去希望，从而出现抑郁的症状。那么，此时的你可以放下手中的工作，打开音响，抱上宠物，躺在摇椅上好好地享受一下傍晚的清凉。

众所周知，柔和缓慢的音乐不仅可以让人身心放松，安然入睡，而且可以缓解精神上的压力，有助于人们恢复到正常的心律，消除内心的焦虑感，改善不良的心境，帮助人们从不良的情绪当中尽早地走出来。国外的一些权威机构也多次在一些报刊上指出：好的音乐对于人的心情、心境和振奋人的精神都有很大的好处。

所以说，当你感到心情压抑的时候，不妨躺在床上静静地听一首节奏轻缓的音乐。让轻缓柔和的音乐像天外来音缓缓流进你的心房，用心体会它在心房里的流动，然后感受它随着血液慢慢地流入四肢。这时，你会感到有一种精神慢慢向你的身体注入，于是，你的精神开始变得兴奋，抑郁的症状也就会慢慢地消失。

美国心理学家约翰·华生曾经提出，在抑郁症的缓解疗法中，动物会扮演一个举足轻重的角色。虽然这一论点目前在科学上没有得到证实，但是现实中有大量的事例表明，拥有宠物或者与动物频繁地接触，对人类的身心健康有很好的促进作用。经常地抚摸猫和狗对于缓解压力（对猫毛或狗毛过敏的人除外），安抚不安的情绪，降低血压和调节心率，平稳呼吸都有一定的帮助。而在日常生活中，宠物不仅可以帮助人类做一些小事，还能消除人们的孤单感，从而抑制或消除抑郁症状。

四、躯体疾病并发抑郁症患者的心理调适

除了心理因素会导致抑郁症的产生外，一些可能危害生命的疾病的出现，也会使人产生抑郁的心理。比如说高血压、冠心病、糖尿病、癌症等。对于不同疾病所导致的抑郁症，所采用的心理调适方法也有所不同。

（一）高血压患者的心理调适

焦虑紧张的情绪会使高血压患者的血压升高，病情加重。因此，高血压患者要学会调节自己的不良情绪。那些忽视自己的不良情绪，仅靠药物控制血压的行为是不明智的。高血压患者想要使自己拥有平稳的情绪，必须透过纷杂的尘世，反思人生的真正意义和价值，并树立科学健康的世界观、人生观和价值观，协调理想和现实、主观和客观、心理和生理、个体和环境之间的冲突和矛盾，促进自身的不断完善和发展。既要随遇而安，懂得知足常乐，又要有一颗积极进取的心，而且在现实生活中，要明白应该做什么，不应该做什么。这样，才能做到以不变应万变，始终保持内心的宁静与和谐。正如古语有云：恬淡虚无，真气从之，精神内守，病安从来？

针对高血压患者的心理放松训练，不仅适用于高血压病本身，还能通过主观的意念支配，让患者有意识地使自身的神经系统处于活跃的状态，从而抑制交感神经系统的异常兴奋。虽然对于高血压患者心理调适的方法各有不同，但是从其基本原则上讲大致可以分为以下几种：排除杂念、保持内心平静、精神内守、调整吐纳。

（二）冠心病患者的心理调适

首先，避免情绪上的过度波动，消除易怒心理。大多数冠心病患者清楚导致自己情绪波动的主要原因。尽量避开这些烦恼因素，而随着时间的流逝，易怒心理就会逐渐趋于平稳。值得冠心病患者注意的是，要学会抑制怒火、自我安慰和自我控制，因为这样才能有效地消除易怒心理。

其次，要正视病情，消除由疾病带来的恐惧心理。冠心病患者应了解关于冠心病的医疗常识，了解冠心病的发病原因和发展规律，准确评估自身病情，认识到冠心病是可以治愈的。这样，冠心病患者的恐惧心理就会消除。

再次，要积极配合医生的治疗，保持心胸开阔，消除多疑心理和怨恨心理。多疑心理多半是由于不相信科学或不相信医生所致，而怨恨心理通常是在受到了不公平待遇或者挫折后产生的。这个时候，患者应把目光放得长远些，对于生活中的琐事不要斤斤计较，更不必自寻烦恼，以避免给自己带来不必要的心理压力。

最后，可以通过以下方法进行心理调适：树立信心，寻找生活中的乐趣，消除自卑心理。冠心病患者通常为老年人，而老年人很容易产生自卑心理，这不利于病情的控制。患者可以通过多种方式来消除自卑心理，如与亲人或者朋友谈心，把心中的烦恼倾诉给他们；多想些生活中有意思的事情，以愉快的心情代替焦虑；当遇到不愉快的事情后，先把它放在一边，集中精力去完成自己比较感兴趣的事情。

（三）糖尿病患者的心理调适

有效治疗糖尿病的关键在于突破患者的心理障碍。但是不同类型的患者所表现出的心理变化也是不同的，在进行疏导时患者要根据自己的情况区别对待。根据患者是否依赖胰岛素可以把糖尿病患者分为两类：1 型糖尿病患者和 2 型糖尿病患者。

1 型糖尿病患者大多是青少年，他们极易产生愤怒、悲观等情绪以及对生活失去信心。在对他们进行心理调适时，应该让他们知道糖尿病是可以治愈的，鼓励他们树立战胜疾病的决心，主动配合医生的治疗，这样才能取得良好的治疗效果。

2 型糖尿病患者以中老年人居多，他们极易出现内疚、自责等不良心态，认为自己患病而不能更好地照顾家人，长期治疗又给家庭带来沉重的经济负担。有的患者可能会因为不能正常饮食而出现愤怒、暴躁等情绪，有时甚至会拒绝治疗。这类患者只要克服这种心理，做到合理饮食、适当运动、积极配合医生的治疗以及拥有良好的心态，就能很好地控制病情。

2 型糖尿病患者由于对治疗过分关心，容易产生恐惧焦虑的心理，甚至由于精神高度紧张导致失眠等情况的发生。这类患者，要及时与医生及家人进行沟通，倾诉出自己内心的真实感受，这样就能逐渐地消除自己的焦虑恐惧情绪。

在治疗的过程中，糖尿病患者应经常与病友进行交流，并相互鼓励；应善于管理自己的情绪，做情绪的主人，这样可防范各种糖尿病并发症发生。

（四）癌症患者的心理调适

美国著名的医学类杂志《身心医学》的一项对癌症患者的长期跟踪调查结果显示：有 30% 的癌症患者并非死于癌症本身，而是由于心理因素导致癌细胞快速扩散；有 70%~80% 的癌症患者都有不同程度的心理障碍。调查中还提到癌细胞的扩散速度和患者的心理因素有很大的关联。在癌症治疗的过程中，临床治疗只是其中的一个方面，患者要想有效抑制癌细胞的扩散关键在于克服掉自己患者的不良心理，建立起抗癌的心理防线。

大量研究表明，癌症患者如果能保持乐观的生活态度，坚信能战胜病魔重获健康，才能有效地控制癌细胞扩散。癌症患者在对自己进行心理调适时，可以采取以下几种方式，让自己重拾对生活的希望。

首先，采用正确的途径宣泄不良情绪。在现实生活中有很多癌症患者会出现焦虑、紧张、愤怒和担忧等不良情绪，最后发展为抑郁症。当出现以上不良情绪时，患者应寻求合适途径，把不良情绪宣泄出来，患者的家人或者医生应该耐心听其倾诉并加以引导，以让他们的不良情绪得到缓解。

其次，患者要改变对癌症的认知。得了癌症不等于"被宣判死刑"。有很多癌症患者存在盲目悲观的情绪，认为癌症是不可治愈的。这时，医生或者患者的家人应该给患者讲述通过手术、化疗、放疗等方式成功治愈的病例。当患者对于癌症的错误认知有所纠正时，不良情绪自然会消除。

再次，患者要转移自己的注意力。癌症患者通常将所有的注意力集中在病情所带来的负面影响上，如经济问题、子女的抚养问题、老人的赡养问题、人际关系恶化等。这时，患者应先放下对这些问题的顾虑，培养一些兴趣爱好，以分散自己的注意力，如种花、养鸟、练习书法、画画等，可以有效消除自己的不良情绪。

最后，患者家庭成员要共同参与。患者的家庭成员是医生的最好合作者，可以安慰和开导患者，强化其心理素质，同时也有利于促进家庭成员之间的稳定与协调，对癌症患者具有积极的引导作用。

国内外有很多研究调查表明，良好的心理素质，可以提高人体的免疫力，有助于癌症的治疗和康复。

五、向日葵为何总是向着太阳的方向？

"心病还需心药医"，而由于抑郁症属于心理疾病的范畴，所以说对于抑郁症的治疗，药物和医生的心理疏导仅仅起到辅助的作用，而起关键作用的是患者本身的心理调节与调适。向日葵之所以长得茂盛，是因为它始终是面向太阳的。在抑郁症的治疗过程中，也是这样，如果患者不配合治疗或者根本就不愿意接受治疗，那么就算是世界顶级的心理医生也会对其束手无策。相反，如果患者积极配合治疗甚至进行自我治疗，就会很快地摆脱抑郁症的困扰。那么，患者要如何进行自我治疗呢？下面就为大家介绍美国国立精神卫生研究所提出的患者进行自我治疗的具体措施。

1. 不给自己制定不可能完成的任务，要理性地认识自己的病情，正视自己的现状。不再对生活中的事情大包大揽，在工作当中不要同时担任多重职务，也不要接受自己不可能完成的任务。无论是在工作当中还是在生活当中，虽有一个明确的目标可以使人发愤图强，但是所定的目标一定要量力而行，否则一旦达不到所指定的目标就容易产生自卑的心理，从而导致抑郁症的产生。

2. 在面对一个工程浩大的任务时，不妨试着将任务分解成若干个小任务，再根据事情的重要程度，做一些自己力所能及的事情，不要因为想要"表现"自己而去做一些自己没有能力完成的事情，否则自信心会受到严重地打击。

3. 试着走出家门，多与人交往，不要在生活中做一个"独行侠"。

4. 多参加一些有益于身心健康的活动，比如说社区举行的体育比赛、演讲比赛、跳舞比赛等。也可以参加一些电视节目的现场录制，这样不仅可以让你交到更多的朋友，还会使你的眼界更加开阔，从而分散你的注意力。

5. 在知道自己患有抑郁症后，不要有自卑的心理，更不要急躁，要树立任何疾病都需要长时间的治疗的正确观念。

6. 在不能确定病情是否会影响当前生活的时候或者在没有和自己的医生进行商量之前，不要做重大的决定。例如，离婚、辞职或者调换工作、在短时间内花光所有积蓄等。

7. 勇于把自己内心的真实感受写出来，认真地分析它们，当然这不是要患者在写完以后就立马对内心的感受进行分析，而是要等上一段时间以后，确定自己能用另一种心态面对它们时，再去认真仔细地分析、认识它们。要具体分析哪些想法是消极的，哪些想法是属于抑郁症状的，然后想办法努力地摆脱它们。

此外，美国心理学家托尔认为，只要严格遵照他所指定的以下14项规则，抑郁患者的抑郁症状便会得到有效地控制并逐渐消失。

1. 必须要遵循正常的生活规律，要有规律地进行饮食和休息。生活中的所有事一定要处理得井井有条，只有这样才能够高效率地生活和工作，才能提高生活的满意度，并且从稳定有规律的生活当中发现生活的乐趣。

2. 时刻注意自己的仪容仪表，保持身体的清洁卫生。着装不一定要多么的时尚漂亮，但一定要干净大方，在自己还没有足够强大的心理素质的情况下，最好不要穿着奇装异服，以避免为自己造成一些不必要的心理压力。此外，房间和院落同样也要打扫得干干净净。

3. 即使在心情郁闷的情况下，也不要打乱事前制定的学习或者工作计划。在现实生活中，人们在制定计划后，就很容易被这样那样的事情所打扰，有时甚至有人会以"今天心情不好"来安慰自己，而这种安慰只是在当时会有所作用，等到最后发现自己没有完成任务时，就会产生更多的内疚感，从而积累更多的不良情绪，加重抑郁的症状。

4. 在接人待物时要宽宏大度，但也不要因为面子问题，而强压怒火，要寻求一种有效的发泄途径，将心中的不良情绪及时地发泄出去。

5. 持有"活到老，学到老"的正确观念。无论是在生活中还是在工作当中，要不断地学习新的知识，勇于探索未知的领域，使自己的生活和工作充满乐趣和挑战。

6. 要勇于挑战，不管是在生活中还是在工作中，具备挑战精神会使人充满斗志，而以一种更加饱满的精神去迎接更多的挑战，有助于抑制消极情绪的产生，显然，这对抑郁症的治疗有很大的帮助。

7. 即使是在处理一些小事的时候，也要懂得分寸；即使在心情烦闷急躁的时候，也要注意自己的言行。在现实生活中，会有一些人平时非常注意自己的言行，但是一到关键时候就把自己的本性暴露无遗，事后他们会陷入深深的自责当中，从而加重抑郁症状。

8. 在与人交往时，交往的方式要懂得因人而异——并不是所有的方式适用于任何人，也不是所有的人都喜欢同一种说话方式。处于抑郁状态的人在与人交往时，更不应该采用同一种方式，这样不仅不利于抑郁症的治疗，还会使患者失去更多的朋友，从而加重抑郁的症状。

9. 扩宽自己的兴趣范围。拥有多种兴趣爱好，可以消除患者心中的不良情绪，使心情变得开朗，转移患者的注意力，让患者没有更多的精力去关注那些消极的情绪和想法。

10. 不要盲目地与他人进行对比，不管是生活还是工作。因为尺有所短，寸有所长，每个人的身上都会有独特的闪光点，所以没有必要拿自己的短处与别人的长处相比。可以说，盲目地与他人进行比较除了徒增烦恼外毫无益处。

11. 记录生活中美好的瞬间。"生活本不缺少美，只是缺少发现美的眼睛。"只要你用心观察，就会发现在生活中还有很多很有意思的事情。用相机或者笔把生活中的美记录下来，以后经常拿出来翻阅一下，让自己时刻保持一个愉快的心情。

12. 要正视自己的失败。在现实生活中，有些人总是追求完美，但是人无完人，金无足赤。拥有一些无伤大雅的小缺点才会让人显得更加真实与可爱，从而获得更多人的认可。通常，人们对于那些过于完美的人都会敬而远之。

13. 试着尝试以前自己没有尝试过的事情，用乐观向上的心态去寻找生活中的新天地，使自己的生活变得更加充实。

14. 多与那些精力充沛又对生活充满希望的人交往。正所谓"近朱者赤，近墨者黑。"与一些积极乐观的人相处在一起，会很容易受到他们的感染，从而变得开朗起来，对尽早消除抑郁症状有很大的帮助。

得了抑郁症，不要过于自责，它只是在告诉你"你过去太辛苦了，现在需要休息一下、调整一下，补充一些能量"。通常情况下，患有抑郁症或者自主神经失调的人往往是那些平时在工作或者生活当中认真、努力的人。然而，人的精力与能量毕竟是有限的，正如一根长时间绷紧的橡皮，终有一天会不堪重负而断裂。用一种正确的观念面对抑郁症，并坦然面对抑郁症，抱着"抑郁是给自己一次重生机会"的想法去积极地接受治疗，才能摆脱抑郁症的困扰。

第 十 二 章
缓 解 重 度 抑 郁
——正视自己，彻底消除心理伤痕

导致抑郁症的原因有很多种，情绪低落是其主要症状。而重度抑郁症患者会出现绝望、厌世等情绪，甚至有时还会出现严重的自杀倾向，同时伴有食欲不振、记忆力减退、机体功能衰弱等身体不适，严重影响着人类的身体健康，因此人们必须高度关注抑郁症。

那么患者怎样才能摆脱抑郁症呢？首要的一点就是患者要勇于正视自己的病情，敢于和抑郁这条"黑狗"说不。其次就是要及时进行治疗。再者，要学会调节自己的情绪。这样，抑郁症患者才能正视自己，彻底消除自己的心理伤痕。

一、抑郁症患者家属必须要摒弃的误区有哪些？

在现实生活中，有很多抑郁症患者或者患者家属由于对抑郁症存在误解，所以不能正视抑郁症，从而延误了抑郁症患者的最佳治疗时机。奥地利著名心理医生西格蒙德·弗洛伊德曾经指出，在心理障碍的预防和治疗过程中，患者家属对于治疗效果起着关键作用。尤其是在患者长期处于抑郁状态下时，家属的重要性尤为突出。但是由于社会的偏见、对抑郁症理解得不够深入，患者家属往往存有以下几个误区。

1. 对于患者的抑郁症状不够重视　正所谓"当局者迷，旁观者清"，在患者出现抑郁症状的初期，家人本应该最先发现。但是因为各种原因，比如平时对患者缺少关心、专业知识的匮乏等，患者家属往往不会认为患者表现出来的情绪低落是源自抑郁症，而认为他们仅仅是因为心情不好才情绪低落的，很快就会恢复。即使有少数家属意识到了患者可能是患有抑郁症，可他们却将抑郁症想得过于简单，认为患者只要放松心情抑郁症状就会慢慢消失，所以不会带患者去看医生。

2. 不愿承认患者已患病　有句俗话叫"家丑不可外扬"，出于这样的心理，很多人不愿意将家人患病的事情公布于众。当有人出于好心提醒他们应该将患者带到医院检查一下时，患者家属就会极力否认，并且会很不高兴地说："他（她）只是工作（学习）压力过大而已，过几天就会好的。"

3. 对患者住院存在抵触情绪　通常而言，重度抑郁症患者必须要住院进行专业治疗，才能更快地恢复健康。但是患者家属往往会觉得患者一旦进入医院出来以后就会低人一等，或者担心患者会在医院受到欺负或者伤害，从而选择在家进行治疗——这样既可以有效保护患者的隐私，又可以得到家人的悉心照顾。而经过一段时间的药物治疗以后，如果仍不见他们所期待的疗效，有些家属就会认为吃药根本没有多大的用处，从而会擅自给患者停药、增加药量或者换药，这样更不利于抑郁症患者的治疗。

4. 家属与患者之间产生矛盾　抑郁症患者因为饱受抑郁的折磨，承受着一般人难以想象的心理压力，从而产生不当的发泄行为，导致家属对产生失望和不理解情绪，而由于抑郁症患者不能很好地控制自己的情绪，会不断与家人发生矛盾和冲突，这样会让家人感到心力交瘁，并由此也患上抑郁症。家属和患者之间的矛盾和冲突的频繁发生，不仅会使患者的病情加重，还会使家庭氛围变得异常紧张，造成家庭成员之间的不和，从而导致患者对生活失去希望，最后走上自杀的不归路。所以当家中出现抑郁症患者时，作为家属应该对其给予最大的包容和理解。

5. 对于治疗失去信心，从而选择放弃治疗　中国有句古语叫
"病来如山倒，病去如抽丝"。但是在现实生活中，有很多家属却不明
白这句话的道理——抑郁症患者在治疗一段时间以后仍不见疗效，其
家属就会认为所采用的治疗方法对抑郁症没有作用，从而选择放弃治
疗或者换一种方法治疗，甚至有的家属从一开始就认为抑郁症是不可
能被治愈的，从而选择放弃治疗。不管患者家属出于上述哪种原因，
最终都会延误患者的最佳治疗时期。所以说，患者家属要摒弃掉这些
误区。

 ## 二、名人政要也无法远离抑郁这条"黑狗"

2011 年世界卫生组织官方数据表明，世界上约有 12% 的人曾有
过抑郁的体验，其中不乏一些名人政要。

英国首相丘吉尔在第二次世界大战期间，率领英国士兵英勇抗战
并最终取得世界反法西斯的伟大胜利，因此他被英国民众尊称为"民
族英雄"。他与当时的美国总统罗斯福以及前苏联领导斯大林被世人
称为"世界三巨头"，是世界史上的一代伟人。但是丘吉尔也曾饱受
抑郁症的折磨，而且他将抑郁症称之为"吞噬人类健康的黑狗"，并
以亲身经历告诉世人："当抑郁这只'黑狗'开始吞噬你的健康的时
候，千万不要无视它。要是你的抑郁症状已经存在数周，并且对这个
世界感到失望，有自杀的念头，你就得赶快去看心理医生了。"

心胸宽广、为人豁达、兴趣广泛的丘吉尔最终战胜了抑郁症，重
获了健康。

美国总统林肯在 26 岁和 32 岁时，曾患有严重的抑郁症，并一度
有自杀的倾向。在写给朋友的信中，他曾多次提到自己生活在一个
"爬满肮脏老鼠和蟑螂"的世界，即使在他担任美国总统期间，他也
深受抑郁症的困扰。据美国《时代》报道，林肯在位期间经常失眠，

并多次向自己的仆人抱怨自己已经对生活失去希望。在林肯去世以后，他的仆人在自己的回忆录中写道："抑郁症已经严重影响林肯先生的日常生活，他整天无精打采，有时还会出现失眠的情况。"当时的医疗水平不像现在这样的发达，在没有心理医生的情况下，林肯在空余时自己琢磨出一个有效对抗抑郁症的方法，那就是"剪报"。他把报纸上赞美自己的话以及民众对自己的期望剪下来放在口袋中，当情绪低落或者心情不好时，就拿出来看一看，以此缓解自己的抑郁症状。

　　不管是丘吉尔还是林肯，沉重的社会责任是引发他们患抑郁症的主要原因。在现实生活中，他们不仅受到来自全国民众的监督，还要承受敌对政党的打压。但是他们并没有被抑郁症打倒，而是运用正确的方法战胜了抑郁症。他们除了有惊人的毅力之外，还有一个共同点，那就是他们都拥有完美的婚姻。林肯的老婆玛丽·施德在林肯还是一个贫穷律师时不顾家人的反对和林肯结婚；丘吉尔和他的夫人是大学同学，结婚几十年恩爱如初。丘吉尔在自己的回忆录当中是这么描写他的夫人的："她就像落入凡间的天使，她是那么的可爱和善良。"

　　美国最新研究显示，和谐的婚姻关系在治疗抑郁症的过程中可起到积极的作用，尤其是那些由孤独和意志消沉所引起的抑郁症。美国俄亥俄大学社会系师生经过长时间的调查研究后发现：婚姻对于情绪低落、缺乏兴趣等症状有显著的治疗效果。而这个结果却和研究小组最初的设想相悖。他们实施这次调查的目的是为了证明，婚姻生活会使抑郁症患者的病情加重，而调查结果却得出了"婚姻有助于缓解抑郁症"的结论。这次调查，他们花费了近五年的时间，走访了近4000名抑郁症患者，将他们婚前和婚后的抑郁症状进行对比，如失眠、烦躁以及悲伤的情绪。结果发现，这些调查对象的抑郁症状在婚后都有不同程度的缓解。所以他们就大胆地得出这样一个结论：抑郁症和婚姻有密切的联系。

良好的婚姻关系对缓解和消除抑郁症患者的负面情绪可起到非常积极的作用，相反，如果婚姻生活过得不幸福，就会加重抑郁症患者的抑郁症状。新西兰奥塔戈大学研究人员经调查后发现，婚姻生活的终止会使焦虑和抑郁的情绪加剧。研究人员进行了长达六年的调查走访，这次调查共涉及新西兰、美国、英国等15个国家，调查了近3万人。结果发现，相比于未婚的抑郁症患者，有82%的患者的抑郁症状在结婚以后有明显的改善。如果发生丧偶或者离婚等事情，则会导致抑郁症的发生、复发以及焦虑等消极情绪的加剧。美国临床心理学教授斯考特·派克曾经说过："经过多年的临床试验发现，良好的婚姻对夫妻双方维持良好的心理及精神状态有很大的帮助，相反，如果婚姻生活过得不如意会给夫妻双方造成巨大的心理压力，从而引发抑郁症等心理疾病。"

英国王妃戴安娜作为首个平民王妃而受到世人的瞩目，但是世人只看到了王妃光鲜亮丽的一面，却不会想到这个如玫瑰花般娇弱的王妃也曾饱受抑郁症的折磨。在和查尔斯王子结婚以后，戴安娜王妃曾四次患上抑郁症，并且每次所呈现的症状各不相同。导致戴安娜王妃抑郁症始终治不好的原因主要有两个方面：一是与查尔斯王子貌合神离的婚姻。据英国媒体报道称：查尔斯王子在和戴安娜王妃结婚以后，仍然和情妇卡米拉保持着联系。二是英国王室对哈里王子身世的猜疑。在英国民间，一直有戴安娜王妃所生的二王子哈里并非查尔斯王子的亲生儿子，而是戴安娜王妃和情人休伊特所生的说法。英国王室曾一度强制要求查尔斯王子和哈里王子进行 DNA 鉴定。

戴安娜曾经试图用婚外恋的方式使自己摆脱抑郁的困扰，同时向不忠的丈夫进行报复。但是，王室的光环、身为母亲的责任感以及对王室尊严的维护，使得她不得不处处小心翼翼，而稍有不慎就会引来诸多非议，这就无形当中加重了戴安娜的心理负担。无疑，这也是她被抑郁困扰的主要原因。

在这段婚姻生活中，戴安娜多次感到绝望，并出现了厌食的情况。严重的时候，她的心理医生几乎是 24 小时待命，这才没有让戴安娜由于抑郁症造成不良的社会影响。1997 年 8 月 31 日，戴安娜在法国巴黎出车祸身亡。虽然她的死亡不是由抑郁症直接造成的，但是这位美丽的王妃因为婚姻的不幸而引发了抑郁症，却也是不争的事实。

三、为什么说女性比男性更容易患抑郁症？

美国最新研究表明，社会地位、季节的转换、工作压力、家庭压力等，都会使女性比男性承受更多的心理压力。而另一项科学调查表明，在抑郁症患者当中，女性患者的比例是男性患者的两倍。那为什么女性比男性更容易患上抑郁症呢？

1. 受雌性激素的影响，女性天生敏感多疑的性格是使她们患上抑郁症的主要原因。

2. 女性对光的敏感度要高于男性，从而对光比男性产生更加激烈的生理反应，导致她们的抗黑变激素的分泌量明显增多。这也是导致他们抑郁的一个原因。

3. 据医学调查研究表明，女性体内血清素的含量明显低于男性，而人体缺乏血清素是导致抑郁症产生的主要生理原因。

目前，抑郁症已经成为威胁女性健康的主要疾病之一。在一些西方发达国家，如英国、美国、法国等，有 20% 的女性正在被抑郁症困扰。美国的一项社会调查显示，约有 21% 的女性曾经患有重度抑郁症，并且产生过自杀的念头。相比之下，只有 6% 的男性出现过这种情况。2013 年，世界卫生组织的一项调查表明，全世界有 2 亿~4 亿的抑郁症患者，而仅亚洲就有约 5000 万的抑郁症患者；在众多抑郁症患者中，女性终身患病的概率为 20%~26%。

在经济高速发展的今天，越来越多的女性在职场中担任重要职位，"巾帼不让须眉"的信念让她们渴望自己臻于完美。相比于男性，她们更希望被社会和家庭认可，但是由于性格等因素，会使她们遇到困难或挫折时更容易产生沮丧和焦虑情绪，并且不愿意接受外界的帮助，认为那是向社会以及男权主义妥协的行为。这些都使得女性患抑郁症的概率大大增加。同时，受荷尔蒙（激素）波动的影响，或者更年期的提前到来，抑郁症女性患者呈年轻化趋势。如何客观地面对现实生活中的困难和挫折，提高心理承受能力是每个现代人，尤其是职场女性应该关注的问题。

抑郁症的性别差异在青少年时期就已经很明显了。一些调查研究发现，在处于青春期的学生中，女孩患抑郁症的概率远高于男孩。这一现象表明抑郁症受心理上的波动和生理上的变化影响，而且这种影响会出现在各个生殖周期。

（一）经前综合征

经前综合征是一种典型的抑郁症，主要症状为轻度的身体不适，如失眠、易疲劳、头昏头痛，并且伴有轻微的烦躁不安等情绪。在美国，有20%~40%的育龄期女性患有经前综合征。经期前的情绪波动，严重影响着患者的社会功能和人际交往。医学研究发现，这些变化与月经周期的黄体期有重要的关联，也呈周期性，是由卵巢周期性改变同中枢神经递质相互影响所导致的，而不是以前人们认为的激素失衡。

（二）妊娠期抑郁症

妊娠抑郁症是孕妇常见的心理疾病，医学调查研究表明，有14%~15.6%的孕妇患有妊娠抑郁症。其主要症状包括食欲缺乏、缺乏活力、易疲劳等，由于这些症状与孕妇的正常反应相似，所以很容易被准妈妈忽视。孕妇在怀孕期间出现其他身体疾病或者自主神经症状，如贫血、甲状腺功能减退、糖尿病等，也会导致妊娠抑郁症的产生，所以这就增加了妊娠抑郁症的诊断难度，从而使孕妇得不到及时治疗。妊娠抑郁症如果得不到正规及时的治疗，会对腹中的婴儿造成严重影响，也会增加流产、早产、胎儿发育不良等情况的可能性，而且孕妇患心脏病、高血压等疾病的概率也会高出常人很多。

怀孕期是女性最敏感、最脆弱的时期，也是各种心理疾病的高发时期，其中焦虑不安是她们最典型的情绪表现。有调查研究表明，在妊娠抑郁症患者当中，有52%的患者会出现焦虑的症状。造成孕妇焦虑的原因有很多种，如对分娩的恐惧；对婴儿性别相貌的猜测；有过流产经历的孕妇担心再次流产；有的孕妇会因为自身患有某种生理疾病而影响胎儿的健康等。在这期间，家人的关心呵护特别是丈夫的悉心照顾，可以有效地缓解孕妇的焦虑情绪。而如果孕妇的丈夫对孕妇不管不顾，就有可能会使孕妇的症状加重，造成一些不良的后果。

在现实生活中，即使一件微不足道的事情也会引起孕妇心理的恐慌和焦虑，从而导致她们患上妊娠抑郁症。如果不及时治疗，势必会影响孕妇与其配偶以及孩子之间的关系。妊娠抑郁症是现代医学所面临的一项巨大挑战，因为对于妊娠抑郁症的治疗虽然可以缓解并消除孕妇的抑郁症状，但是对孕妇腹中的婴儿还是会造成一定的影响。

（三）产后抑郁症

据调查显示，有35%~75%的孕妇会出现不同程度的产后情绪低落等情况，导致这些情况出现的因素有很多，其中最主要的原因就是孕妇在生完孩子以后，不再是家人关注的重点对象，这种前后的落差待遇会让孕妇觉得自己仅是一个生孩子的工具而已，从而出现情绪低落的现象。这样的现象会发生在孕妇生产后3~5天，所持续的时间一般不会超过一周，症状会慢慢消失，不需要进行专业治疗。

通常意义上的产后抑郁症一般发生于产后1~2个月，且所持续的时间较长，最长的可达五年之久。其主要症状表现为兴趣丧失、抑郁心境加重、多梦失眠、焦虑、产生自罪感甚至自杀的倾向。据科学研究表明，产后抑郁症产生的主要原因就是产后雌性激素紊乱以及其他外在因素所致，如婚姻不幸福、家族抑郁史、失去工作、缺乏社会支持等。同妊娠抑郁一样，产后抑郁症的治疗同样面临多种考验。

针对产后抑郁症的治疗，很多医生会建议患者采用食物治疗——

相比于心理治疗和药物治疗，食物治疗具有无副作用、疗效快等特点。科学研究表明，孕妇在分娩以后，经常食用葡萄干、红枣、红糖、龙眼干、黑巧克力、黑枣等甜食，对缓解孕妇产后焦虑有显著效果，而且经常食用甜食可以使孕妇产生愉悦感。下面就为产妇介绍几款对产后抑郁有很好治疗效果的菜品。

1. 拔丝香蕉

原料：面粉 1 碗，鸡蛋 2 个，香蕉 3 根，糖、纯麦芽、植物油适量。

制作方法：将香蕉去皮切块；将鸡蛋搅匀，加入面粉拌匀；将糖、纯麦芽放入锅中煮，待糖溶化，改用文火慢慢熬制，等到糖呈黄色时熄火；另起一锅，在锅中放入食用油，将香蕉裹上调好的面粉放入锅中，炸至金黄色捞出，倒入熬好的糖汁中拌匀即可。

香蕉中含有大量的蛋白质、粗纤维、抗坏血酸等营养成分，对缓解和抑制产后抑郁症有显著的功效。

功效：可以缓解并消除哺乳期的孕妈妈快速赶跑抑郁情绪，恢复良好情绪。

2. 首乌桑葚粥

原料：合欢花、女贞子、桑葚各 15 克，首乌 20 克，小米 150 克，清水适量。

制作方法：将合欢花、女贞子、桑葚、首乌放入锅中加水煎煮，水开后去渣取汁；另起一锅，将药汁、小米一同放入锅中熬 5 分钟即可。每日食用 2 次。

功效：滋阴补肝，对情绪烦躁、失眠、健忘等症状有很好的缓解作用。

（四）绝经抑郁症

绝经抑郁症指的是妇女在闭经时产生的抑郁症状，主要症状有：情绪低落、情绪暴躁、焦虑不安，属于一种情感性精神疾病。绝经抑郁症病发年龄一般为 45～55 岁，主要表现为：记忆力减退、行动迟缓、缺乏自信、烦躁不安、唠叨，严重者丧失情绪反应，甚至会发展成重度抑郁症。

绝经抑郁症产生的主要原因是卵巢功能衰退、体内雌性激素减少，从而引起体内内啡肽含量的下降。而内啡肽的确是引起更年期女性情绪异常、思维紊乱、行动迟缓的主要原因。

其次，绝经抑郁症的发生还与患者的心理因素有很大的关系。那些性格孤僻、内向保守、有轻微神经质的女性患绝经抑郁症的概率比普通女性高出很多。在现实生活中，很多女性对于绝经这一正常的生理现象缺乏正确认识，也没有做充分的心理准备，当出现各种生理不适时，会显得手足无措，非常紧张；对于绝经期生理功能的减退异常敏感。她们会悲观地认为：绝经就意味着生命走到了最后阶段，因此而出现情绪低落、失眠等症状。

医生通过临床试验获悉：性格内向、文化程度高或者躯体有疾病的女性是这类抑郁症的高发人群；从事脑力劳动的女性比从事体力劳动的女性更容易患上绝经抑郁症；性格开朗、身体状况良好的女性较少患抑郁症或者抑郁症状较轻。

再者，绝经抑郁症还和某些社会因素有关。女性的绝经期往往是女性生理变化最大、生活实践较多的一个人生阶段。在这一阶段，如果女性获得的对绝经的负面评价过多以及缺乏社会支持，就有可能患上绝经抑郁症。

 四、为什么老年抑郁症患者较多？

如今，每个国家都面临着一个同样的问题——人口老龄化。中国也是如此，特别是在一些经济发达的一线城市，如上海、北京等。2014 年最新调查数据显示：北京超过 65 岁的老人数量占总人口的15%，上海更是高达 23%。有社会学者预测，中国在未来 20 年将缺少近 1 亿的青年劳动者。

社会人口的老龄化，使得越来越多的人开始关注老年人的身体健康和心理健康。而抑郁症是威胁老年人的生理健康和生活质量的主要心理疾病之一，应该得到全社会的高度关注。2006 年的全国普查数据显示，我国老年人抑郁症的发病率比较高，尤其在农村地区。不同健康、经济及社会条件下，老年人的抑郁症发生概率以及抑郁程度存在显著差别。因此，有必要提高对老年人精神状态的正确认识，也应加强对老年人心理问题的研究。

抑郁心理在老年期是比较常见却又容易被忽视的一个现象。2013年世界卫生组织公布的官方数据资料显示，全球有 25%～35% 的老年人患有抑郁症，其中有 45%～60% 的老年人会产生自杀的念头，而且每年都会有近 100 万的老年人死于抑郁症自杀。

广义的老年抑郁症指的是老人在 65 岁以后而产生的抑郁症，其中包括由于各种生理疾病所引发的抑郁症和原发性抑郁症（包括那些治愈后复发的患者）；狭义的老年抑郁症指的是原发性抑郁症，虽然医学分类上将这类病症归于抑郁症的疾病单元，但它与普通的抑郁症相比存有明显的区别。

1. 焦虑症状和抑郁症状混合　原发性老年抑郁症，通常表现为：急躁不安、恐惧、并且总担心会有不幸的事情将降临到自己及家人身上，从而惶惶不可终日，精神萎靡，坐立难安。症状轻者会变得喋喋不休，整天缠着家人或朋友诉说自己不幸的遭遇；严重者会产生悲观绝望、厌世等情绪，并有自残、自杀的倾向。

2. 伴随着躯体疾病　大部分老年抑郁症的原发患者会出现自主神经功能障碍以及其他躯体不适等症状，如便秘、食欲缺乏、全身无力、胸闷、心慌等。有 80% 的患者会出现失眠症状，但在检查的过程中躯体症状往往会将抑郁症状掩盖，从而延误抑郁症的治疗时机，而这种抑郁症也被称为"隐匿性抑郁症"。

3. 记忆功能减退　有 70%～80% 的老年抑郁症患者会出现不同程

度的记忆功能减退现象，并有明显的认知改变，如烦躁易怒、行动迟缓、语言逻辑混乱、构思困难、智力较以前笨拙，但是有明显的自知力，服用一些抗抑郁药物可以在短时间内缓解。

传统意义上的老年抑郁症属于情感性精神障碍疾病，导致其病发的原因有很多种。《心理学报》的一项调查数据显示，有75%的老年抑郁症是由生理、社会、心理等因素造成的。

1. 生理因素　　人在步入老年以后身体就会出现各种疾病，如糖尿病、冠心病、高血压、甚至癌症，这些疾病都有可能会引发抑郁症。一些患上慢性疾病的老年人，由于长期服药也容易患有抑郁症。另外，抑郁症也属于家族遗传性疾病，抑郁症患者的家属以及子女患抑郁症的概率要高出普通人2～3倍。

2. 社会因素　　当老年人退休赋闲在家时，对于社会角色的转变要有一个适应的过程。生活节奏的减慢、经济收入的减少等都会使老年人产生失落感，从而导致他们情绪低落。另外，老年抑郁症的产生还与老人退休以后交往的圈子变窄，与人交流互动的机会减少，缺乏情感上的支撑有关。

3. 心理因素　　生老病死是每个人都会面临的问题，尤其是老年人。亲人和朋友的离世，尤其是配偶的离世通常会给老年人带来重大的精神创伤，从而使他们患上抑郁症。

美国著名心理学家特尔曼曾经对5000名65岁以上的丧偶者进行为期9年的跟踪调查，发现其中有35%的人出现了抑郁症状，有5%的人在丧偶的半年内去世，死亡率要比同龄人高出35%～40%。此外，周围同龄人的离世也会引起老年人对于死亡的恐惧，从而使他们患上抑郁症。

老年人患上抑郁症也和自身的性格因素有很大的关系。通常来说，性格内向、平时过于争强好胜的老人容易患上抑郁症；性格开朗，为人热情、不拘小节的老人患抑郁症的概率较小。

那么，怎样预防和治疗老年抑郁症呢？

1. 老年抑郁症的预防　在患有抑郁症的老人中，有80%的老人患有不同程度的生理疾病，而医生经过多年的临床研究实验证实：生理疾病是老年人患抑郁症的主要诱因。所以想要有效预防老年抑郁症，首先就要保持一个健康的身体，而对于某些不可治愈的疾病也应想办法减轻患者的痛苦。其次，老人要调整好自己的心态，要知道无论是退休还是生老病死都是自然界和社会的发展规律，谁也没办法改变。与其自怨自艾，倒不如放下心中的芥蒂好好地享受生活。另外，老年人在退休以后要努力克服自身的性格缺陷（如有些老人当了一辈子的领导，退休在家后，也希望家人能像下属一样无条件地服从自己，否则就会产生抑郁心理），这就要求老人在退休以后，应当保持一种乐观向上的精神状态，并做一些自己感兴趣的事情，多参加一些有益身心健康的社会活动。再次，良好的家庭环境，对预防老年抑郁症也有很大的帮助。如丧偶的老人在条件允许的情况下可以考虑再婚。实验研究表明，再婚可以有效预防老人抑郁症的发生。当然，老年抑郁症的预防同样离不开老人家属的悉心照顾和充分关心。

2. 老年抑郁症的治疗　目前，老年抑郁症的主要治疗手段为心理治疗和药物治疗，或者将两者相结合。心理治疗在老年抑郁症治疗的过程中起着非常重要的作用，医生通过倾听、理解、疏导、建议、鼓励等途径，让患者重新树立信心，产生安全感，同时医生还应该帮助患者提高心理承受能力，增强社会适应能力。

科学研究表明，抗抑郁药物对老年抑郁症的治愈率高达70%~80%。老年抑郁症越早治疗，治愈的可能性就越大。如果不及时治疗，老年抑郁症患者的症状就会越来越严重。市面上用于治疗老年抑郁症的药物有很多种，一般而言，患者在服用抗抑郁药物两周以后就会收获明显的效果。患者在康复以后，仍需要继续服用抗抑郁药物6个月到1年的时间，以防抑郁症的复发。另外，在没有医生允许的情况下，患者切不可擅自减药量或者停药。一些抗抑郁的药物所产的副作用，也会随着时间的推移而逐渐消失。

第十三章
抑郁症的药物治疗
——积极治疗，让身心摆脱无情煎熬

目前，在世界上用于抑郁症的治疗方法主要有三种：心理治疗、药物治疗和电休克治疗。心理治疗一般用于抑郁症早期，主要通过对患者进行心理疏导，改善患者的心理认知和人际交往。而药物治疗和电休克治疗在抑郁症后期用得比较多，但通常不到万不得已，医生是不会给患者使用电休克治疗这一方法的，所以对患者抑郁症后期的治疗，医生一般采用药物治疗和心理治疗相结合的治疗方法。

及时发现并治疗抑郁症，不仅有利于医生对患者病情的控制，而且可以减少患者的心理压力，有效地避免抑郁症的进一步恶化。通常，医生会采用药物治疗和心理治疗相结合的方法对抑郁症患者进行治疗，这样可以缩短患者的治愈时间，达到快速治疗的目的，而在众多治疗抑郁症的药物当中，帕罗西汀因其良好的治疗效果成为医生和患者首选的药物。

一、及早发现并及时治疗为何对抑郁症大有好处？

在现实生活中，大多数人对于抑郁症的概念和具体有哪些症状不是很了解，对于自身出现的抑郁症状也不以为意，认为只是单纯的心情不好或者生活、工作压力过大所造成的，而不会认为也不愿承认自己患有抑郁症，更不会找心理医生咨询，从而加重了病情。这样一来，不仅会加大医生的治疗难度，患者本身承受的精神压力也会更

大。所以，当自己长时间不能进行自我心理调适时，就应当去找心理医生咨询。

现在很多医院对于抑郁症提倡早发现早治疗。在抑郁症初期就对抑郁症进行有效识别并及时就医，无疑会更有效地减轻或缓解抑郁症的症状，也可以在很大程度上减少抑郁症的并发症及抑郁症患者的自杀率，降低抑郁症患者的发病频率、严重性，增强患者的心理重塑能力。

抑郁症和其他心理疾病一样，具有很长的潜伏期。在潜伏期患者的抑郁症状不是非常明显，那患者要如何甄别自己是否患有抑郁症呢？对于抑郁症的早期症状，本书的前几章已经给出了较详细地表述，患者可参照它们和自身的心理状态与精神状态进行对比。如果出现抑郁症状，也不要惊慌失措，先保持冷静，看这种症状持续了多久。然后根据时间的长短选择是否要进行就医，如果症状仅出现1~2天，这只能说明你在这段时间生活、工作压力大，需要好好休息，并不能说明你已经患上了抑郁症。这时你可以在家进行自我调节或者做一些有异于身心健康的运动，如泰式瑜伽、有氧健美操等，或者向自己要好的朋友倾诉，以缓解自己的压力和郁闷的情绪。但是，千万不要采用一些不理智的减压方法，比如暴饮暴食、盲目购物等，这些行为可能会造成新的烦恼。如果症状已经持续了一个星期或者更长的时间，那就得马上入院接受治疗，以免加重病情。

在治疗的过程中，有很多心理医生会遇到这种情况，当问患者抑郁症状已经持续了多长时间时，大部分患者的回答是"不知道"。这就给治疗带来了很大的难度，而这也从侧面反映出了两方面的问题：一是抑郁症具有潜伏性，一般不容易被人发现；另一方面，现在的大多数人对于自己的心理健康或者情绪异常波动持不关心或不在乎的态度。英国著名医学杂志《柳叶刀》调查显示：心理疾病已经超越精神疾病，成为威胁人类生命安全的第二大疾病。所以，在现实生活中，人们应当时刻关注自己的心理健康，对于心理疾病要做到早发现早治疗。那么，怎样才能维护或了解自己的心理状态呢？下面就为大家介绍几种具体的方法，教大家怎样维护或了解自己的心理状态。

1. 要正确认识抑郁症，树立良好的就医观。在现实生活中，有很多人对自己的情绪调节能力盲目的自信，认为自己即使有抑郁症状，也会快速地进行自我调整，不需要去看心理医生；还有一部分人会碍于面子而羞于去看心理医生。其实，这两种人的观念都是错误的。每个人都应该正确地认识抑郁症，树立正确的就医观。只有这样，才能尽快地摆脱掉抑郁症带来的困扰。

2. 每天写心情日记，把握好心情起伏。在面对日益加重的生活、工作压力时，人们往往比较在意自己的身体健康，但对于自己的心理健康却不是特别重视。殊不知，心理健康和身体健康同样重要。人们应当时刻关注自己的心理状态和情绪波动，这就要求人们写心情日记，记录每天的心理状态和情绪。这样就能及时了解自己的心理状态，把握自己的情绪波动。如果自己将来有一天真的患上了抑郁症，这也能为医生的治疗提供强有力的依据。

3. 学会正确的宣泄方式，用积极乐观的态度面对生活中的任何事情。人们患抑郁症的最主要原因就是，不良情绪在心里长期积压得不到正确地宣泄所造成的。所以，在遇到心情不好或感到压力大的时候，不妨找一个正确的宣泄方式，把心中消极的情绪发泄出来，从而使自己以一种积极乐观的心态面对生活、工作中的压力或困难，进而达到预防抑郁症的目的。

在现实生活中，还有不少人对抑郁症抱有这样的想法：只要不发展成精神疾病，什么时候治疗抑郁症都可以。而据科学家调查研究后发现，如果抑郁症患者不及时进行治疗会造成以下几种不良后果：病情恶化；延长治疗时间；增加治疗难度；治疗费用相对较高；对患者的生活和工作造成很大的困扰。

2011 年 7 月 10 日，河北省邯郸市邯山区区长、区委副书记张海忠在其办公室自杀身亡，被同事发现时已停止呼吸多时。据河北日报报道：公安机关对张海忠身边的同事、亲友进行走访后发现，其生前患有严重的抑郁症，警方在其办公桌的抽屉里也发现了大量的抗抑郁、抗焦虑的药。据张海忠的妻子反映，张海忠已有好几年的失眠史，每天晚上都要服用大量的安眠药才能入睡。

经著名心理学家韩玉金分析，张海忠会选择自杀主要有以下三个方面的原因。

1. 碍于面子，不愿就诊　由他服用的大量抗抑郁的药物来看，他是知道自己患有抑郁症的，并且非常清楚自己的病情。据统计，在中国仅有2%的抑郁症患者接受过正规的心理治疗。而有大量的抑郁症患者没有接受正规系统的治疗，以致病情加重，甚至有时会出现自杀的情况。

2. 缺乏对抑郁症方面的相关知识，周围人对于患者出现的抑郁症状误以为是在闹情绪，不能给予充分理解，从而造成患者心理压力增加，从而加重患者的病情。据张海忠的妻子回忆：张海忠最近几个月都比较忙，经常整宿整宿的不睡觉。其实，在早几年前他就出现过这样的情况，有次在外出散步的时候，他突然问妻子："我是不是得抑郁症了？"

他的妻子回答："你就是最近太累了，休息一下就好了。再说了，哪来那么多的抑郁症得，别再疑神疑鬼了。"

从此以后，张海忠就再也不和妻子说"我心情不好"这种话了。

3. 来自多方面的压力　现在，人们会面对很多压力，而在很多的时候，这些压力需要我们独自面对，这时就需要我们要有一个强大的心理承受能力和良好的心理调节能力。张海忠的案例告诫我们：对于抑郁症，一定要早发现早治疗，以避免类似张海忠事件的再次发生。

 二、药物配合心理治疗为何可以立竿见影？

药物治疗是当今治疗重度抑郁症的首选方法。现代医学和神经学告诉我们，当患者出现抑郁症时，其脑内的神经递质的确会有所改变，合理用药可以有效缓解和消除患者的抑郁症状。根据我国传统的中医理论，中药中的一些古方和验方对抑郁症的治疗有一定的作用。例如甘麦大枣汤，对抑郁症有一定的缓解作用，而一些用于疏肝理气的药物也对治疗抑郁症有一定的疗效。

抑郁症患者在选择药物治疗的同时，如果再结合心理治疗，治疗效果就会比单独进行某一种治疗要好很多。

把药物治疗和心理治疗相结合对抑郁症患者进行治疗，会在短时间内收到意想不到的治疗效果。因为心理治疗和药物治疗都有各自独特的治疗机理和治疗效果，同时进行不会损坏彼此的治疗效果，所以目前有很多著名的心理医生提倡在治疗重度抑郁症患者时，应当采用心理治疗和药物治疗相结合的方法。

心理治疗的治疗机理和特点，在本书的前几章就已经介绍过了，下面为大家介绍药物治疗的治疗机制和长处。

1. 目前，在药物治疗中所用的药物为中药和西药　虽然抗抑郁的药物种类繁多，但总结起来有单胺氧化酶抑制剂（如吗氯贝安）、四环类抗抑郁药（如马普替林）、三环类抗抑郁药（如阿米替林、氯米帕明等）和新型抗抑郁选择型 5-HT、再摄取抑制剂（如拓西汀、帕罗西汀等）。从治疗效果来看，西药主要起抑制的作用，而中药主要起调理的作用。

2. 新型抗抑郁药——选择性 5-HT 再摄取抑制剂在 20 世纪 80 年代诞生，它通过直接改变大脑的化学反应，对抑郁症有很好的治疗效果。相比于传统的西药它具有副作用小的特点，即使患者服用大量的剂量，也不会对患者的身体或生命造成威胁，因此该药对于那些有严重自杀倾向的患者是有利的，也是医生在给患者开处方时最放心的一种药品。其中，百优解就是典型的代表。

3. 抗抑郁药物的作用机制　人们之所以会患上抑郁症，是因为人的大脑内用于传递信息的物质（神经递质）的功能出现异常，导致信息传递出现障碍。在众多神经递质中，5-羟色胺和去甲肾上腺素和人的情绪、思维、情感、行为等有密切的关联。这两种物质的减少，会导致人的神经功能下降，从而导致抑郁症的发生。

抗抑郁药可以使大脑传递信息的功能恢复正常，并且增加5-羟色胺和去甲肾上腺的含量，改善人的神经功能，使大脑内的信息传递变得顺畅。

4. 药物治疗的优点　药物对任何程度的抑郁症都有很好的治疗效果；药物可以用于急性抑郁症状的治疗，对早期的防范和后期的防复发都有一定的效果；用药方便、直接，容易被患者接受；相比于心理治疗，药物治疗具有疗程短、见效快等特点；相比于电休克疗法，药物治疗不会引起患者不必要的恐慌。

5. 药物治疗的不足　起效慢（一般为1~2周），对于有严重自杀倾向的患者的治疗效果远不及ECT；对解决患者心理问题和提高患者社会适应能力的治疗效果，不如心理治疗；治疗和维护的时间较长，以及由药物本身带来的各种不良反应，可能会导致10%~40%的患者不能完成整个治疗环节。

虽然心理治疗对解决患者心理问题和提高患者社会适应能力等方面的疗效比药物治疗要好得多，但是它本身所存在的缺点也是不容忽视的。相比较药物治疗和ECT治疗，心理治疗有以下几点不足。

1. 相比于身体疾病，人们很难接受心理疾病，从而会导致抵触心理。有的患者的自尊心强，不愿意在陌生人面前承认自己患有心理疾病，从而不愿意配合医生的治疗，这就为治疗增加了难度。

2. 患者的情绪波动大、变化快，医生不容易掌控他们的心理变化，所以很难有效准确地诊断患者的病情，并对其进行有效地治疗。

3. 患者对心理治疗存在严重误区，误认为心理治疗能够在短时间内治愈抑郁症，而心理治疗起效慢的特点，就会造成患者对心理治疗的不信任，从而致使他们放弃心理治疗，这样自然达不到预期的治疗效果。

4. 患者对医生不信任。在不信任医生的情况下，患者是很难完全祖露自己的心声的，医生也就没有办法真实、全面地了解患者的心理状态，也就不能确定更好的治疗方案。而有些患者则过度依赖医生，这样的患者在治愈以后复发率高。

对于轻度抑郁症患者，运用单一的心理治疗会有不错的治疗效果；对于中度抑郁症患者，运用单一的药物治疗往往就能收获很好的治疗效果；对于重度抑郁症患者，可能要运用心理治疗和药物治疗相结合的方式，才能收获较好的治疗效果。据英国心理学会的一项科学研究证实：心理（精神）疾病与人脑内神经传导功能的异常有关。例如，脑内的单胺功能低就会导致抑郁症的发作；脑内的多巴胺系统神经传导介质的活动异常就引发精神分裂症。在日常生活中，我们有时会感到闷闷不乐、郁郁寡欢、心情不安和变动，这些情绪变化都是由于神经传导介质的功能变异引起的。如果这种变化明显且持续出现，就会导致人的行为出现异常表现，从而引发心理（精神）疾病。所以，对患者进行药物治疗，可以有效改善精神功能状态，对于心理（精神）疾病有很好的治疗效果。所以说，药物治疗是治疗抑郁症的方法中必不可少。

而对抑郁症患者进行心理疏导和心理治疗，则可以有效地改善患者的心理症状，提高患者的心理承受和适应能力，使之逐渐恢复正常。由于心理治疗能够有效化解患者的烦躁和不安情绪，减轻患者的压力，所以它在预防、治疗抑郁症方面有很大的作用。

总而言之，心理治疗和药物治疗是治疗抑郁症的两个非常重要的方法。由于它们是相辅相成的，所以将它们有效地结合使用，将会产生意想不到的治疗效果。

迈克和罗翰都是英国格拉斯哥大学心理学专业的高才生，在大学期间，两个人的专业成绩也都是名列前茅，同时两人都出生在富豪之家，所以在大学期间，罗翰一直将迈克作为自己的假想敌，而且他们周围的人也会将他们进行比较。大学毕业以后，他们同时被英国惠灵顿医院聘用，在一次确定最佳治疗方案的研讨会上，罗翰主张药物治疗，而迈克主张心理治疗。由于罗翰一直把迈克当成假想敌，所以罗翰认为迈克是故意让他难堪，才和自己唱反调的，这使他在大会上不顾形象地和迈克争辩起来，甚至最后两人竟然厮打了起来。

惠灵顿医院的心理治疗科的主任罗奎林是迈克和罗翰在大学期间的专业课老师，他知道他们两个在专业上有很高的造诣，也非常了解他们两个共同的缺点就是心高气傲，不肯服输。于是罗奎林想了一个既可以化解他们之间的矛盾，又能改正他们缺点的办法——罗奎林在众多抑郁症患者当中挑选了两名患者，经过他们本人的同意后，分别交给他们进行治疗。

迈克对患者单纯地进行心理治疗，可是经过一段时间的治疗以后，患者的症状不但没有得到缓解，还有加重的迹象。而且，长时间的治疗也让患者本人丧失了治疗的信心。于是，他敲响了罗奎林的门。当他走进房间时，他发现罗翰正愁容满面地坐在里边。原来，罗翰在治疗的过程中也出现了问题：虽然他能用药物在较短的时间内治愈患者，但是治愈后的复发率极高，患者的家属甚至对他所用的药物产生了怀疑。在听完迈克和罗翰的讲述以后，罗奎林满不在乎的耸了耸肩说："既然这样，你们为何不进行合作呢？这样，我给你们两年的时间，让你们专心地治疗这两位病人，但是我的要求是在治疗结束以后，这两个患者必须要被你们完全治愈，而且不能有复发的可能。"

从罗奎林的办公室走出以后，迈克和罗翰开始制定合作计划，而一年以后，那两位患者在他们的治疗下就成功摆脱了抑郁症的困扰，并在很长时间内没有复发的迹象。从此以后，迈克和罗翰成了一对医术精湛的黄金搭档，也成了惠灵顿医院的活招牌。

从该案例中，我们可以得到这样一个道理：在治疗抑郁症的过程中，运用心理治疗和药物治疗相结合的治疗方法，不仅可以在短时间内缓解和消除患者的抑郁症状，还能有效地抑制抑郁症复发。

三、抗抑郁药物的种类

目前市面上用于治疗抑郁症的药物有很多种，据资料显示，在2002年，我国用于抗抑郁药物的研发费用高达14.2亿，并且每年都在以20%的增长幅度增长。常见的抗抑郁的药物主要有以下几种：三环类抗抑郁药（TCAs）、四环类抗抑郁药、单胺氧化酶抑制剂、选择性5-HT再摄取抑制剂、NE及特异性5-HT受体拮抗剂、帕罗西汀等药物。

1. 三环类抗抑郁药（TCAs） 是世界上最早用于治疗抑郁症的药物，其主要治疗机制是抑制患者对于5-HT和NE的重摄取。诞生于1958年的丙咪嗪是世界上第一个用于抑郁症治疗的三环类药物。临床上常用的三环类抗抑郁的药物有：米帕明（丙咪嗪）、阿米替林、多塞平（多虑平）、氯米帕明（氯丙咪嗪）。这些药物主要用于抑郁症的急性期和抑郁症的维持治疗，有效率一般为60%~70%。患者在服用此类药时，应当从小剂量开始服用，然后逐步增加剂量。一般来说，患者每次服用75~150毫克，就会起到很好的治疗效果。每天服两次，也可以在睡前一次性服用150~300毫克的剂量。通常，服用2~4周就会产生明显的效果。如果服用此药4周以上仍不见疗效，患者就应该考虑换一种药了。疗程一般为6个月以上，对于那些病情比较严重的患者来说应把疗程延长为1~2年。虽然这类药物的疗效较好，但是它对恶劣心境障碍和环性心境障碍的治疗效果较差，会引起患者心血管疾病和抗胆能等不良反应。常见的有便秘、嗜睡、心率过快、口干舌燥、视物模糊、排尿困难、自主性低血压和心律失常等。老年患者和身体素质差的患者应尽量减少对该类药物的服用，如果服用，必须要在医生的监护下服用。值得注意的是，患有心血管疾病的患者不能用该类药物，而癫痫患者不宜服用氯米帕明。

2. 四环类抗抑郁药　现在市面上销售的四环类抗抑郁药物主要有马普替林、米安舍林、安非他酮。其中马普替林是使用率最高的一种药物，其抗抑郁效果和三类药物十分相似，有显著的镇静作用。患者一般在服用此药的 4~7 天后起效，有效剂量为每天 150~250 毫克，而且相比于三环类抗抑郁药物，它的不良反应较少，主要有视物模糊、皮疹、嗜睡、口干、体重增加等，在特殊情况下，有可能引发癫痫的发作。所以，有心、肾、肝疾病或者癫痫的患者不宜使用此类药品。

米安舍林也是一种常见的四环类抗抑郁药物，其主要作用是阻断突触前膜 α_2 肾上腺素能自身受体，抑制突触前 NE 释放，由此达到治疗抑郁症的目的。对于抑郁症患者具有显著的镇静安神和抗焦虑的效果，适用于那些焦虑型抑郁症患者。一般的剂量为每天 30~90 毫克，临睡前服用。由于米安舍林没有明显的心血管反应，也没有抗胆碱能的作用，所以老年患者和有心血管疾病的患者可放心使用。但国外有媒体经调查研究后发现，此药对骨髓生长有抑制作用，所以患者在服用此药之前要做好粒细胞的检测工作。另外，低血压患者禁止使用该药。

安非他酮也是常见的四环类抗抑郁药物，在欧美国家被广泛使用。安非他酮本身就对多巴胺（DA）的再摄取有一定的抑制作用，可以代谢出对 DA 和 NA 的再摄取有抑制作用的羟化安非他酮。因为此药对 5-HT 没有太大的作用，所以不会影响患者的食欲。其对抑郁症的治疗效果类似于三环类抗抑郁药物，大量服用会导致癫痫发作。不良反应较少，仅有口干和失眠。另外，此药对患者戒烟有一定的帮助。值得注意的是，患者不可同时服用安非他酮、氟西汀、锂盐及 MAOIs，而且患有精神疾病的患者和癫痫患者不宜服用该药。

3. 单胺氧化酶抑制剂（MAOIs）　是非环类抗抑郁药，其主要功效是抑制单胺氧化酶的活性，减少 5-HT 和 NE 的酶解，增加突触间隙的 5-HT、NE 等单胺类神经递质浓度，从而达到治疗抑郁症的目的。目前，吗氯贝胺是一种有选择性、可逆性单胺氧化酶 A 抑制剂，它有效地解决了单胺氧化酶抑制剂所具有的不可逆性、非选择性的高血压危象、体位性低血压及肝脏毒性等不良反应的问题，具有较好的治疗效果。但因为其费用高，不良反应多等特点，所以它至今仍不能作为一线药品被广泛使用。其有效剂量为 300~600 毫克/天，可分为 2~3 次服用，其主要的不良反应有尿频、便秘、直立性低血压、口干、恶心、睡眠障碍、视物模糊、易出汗等。值得注意的是，患者不可同时服用单胺氧化酶抑制剂、交感胺、SSRIs 类、SNRIs 等药。

4. 选择性 5-HT 再摄取抑制剂（SSRIs）　此药相比于其他抗抑郁药物具有较少的不良反应，尤其是针对心脏不适合抗胆碱能的不良反应较少。目前，广泛使用的帕罗西汀就是其中的一种。除了帕罗西汀以外，它还包括氟西汀、舍曲林、氟伏沙明、西酞普兰等。SSRIs 所产生的不良反应不同于三环类抗抑郁药，它对心脏没有毒性，对胆碱能系统的拮抗作用很小，仅对 5-HT 受体有一定的影响，所以出现的不良反应较少且症状较轻。由于其对抗胆碱能的作用很小，所以不会引起口干、便秘、青光眼、肥胖、嗜睡等不良反应。也不会触发癫痫的发作，所以癫痫患者和心脏病患者可以放心使用。其常见的不良反应有以下几种：失眠、焦虑、厌食、呕吐、恶心等，偶尔会出现皮疹，少数患者在服用此药以后可能会诱发轻度躁狂。此类药物不可和氯米帕明、色氨酸、MAOIs 同时服用。

诞生于 20 世纪 80 年代的氟西汀是此类药品的代表。据国外医学文献记载，氟西汀在对抑郁症患者临床治疗上的使用比例超过 90%，其中单独使用该类药品的比率不到 40%，60% 以上的患者选择将其和苯二氮䓬类药物一起使用。而只有不到 10% 的患者选择使用三环类抗抑郁药物。也有心理学家曾预言：在不久的将来，选择性 5-HT 将完全取代传统的三环类抗抑郁剂。

随着 SSRIs 的广泛使用，由 5-HT 引发的综合征也有明显上升的趋势，其中最为严重的不良反应是中毒性 5-HT 能亢进状态，主要表现为：精神状态的改变、反射亢进、易出汗、寒战、腹泻、肌痉挛和运动失调等，其发生的主要原因就是患者同时服用 SSRIs 和 MAOIs 两种药物。需要注意的是，在这两种药进行换用时，必须在停用前一种药5 周以上才可服用另外一种药。如果患者出现疑似 5-HT 综合征的症状，就必须马上停止用药，并入院接受治疗，以免产生生命危险。

不管患者选择哪一类药物治疗抑郁症，都要听从医嘱，合理、正确地用药。出现不良反应时，应当及时告诉医生，针对具体的症状进行科学地处理。

 ## 四、帕罗西汀为何是治疗抑郁症首选药物？

目前，在治疗抑郁症时医生常用的药物是一种选择性 5-HT 再吸收抑制剂。它是一种新型抗抑郁药物，在 20 世纪 80 年代研制而成，一经问世，就备受患者的青睐和医生的推崇，因其良好的治疗效果和较少的副作用，被广泛应用于抑郁症治疗当中，而其中的帕罗西汀更是成为抑郁症患者在接受药物治疗时的首选药物。

帕罗西汀的药效主要是抑制脑神经元 5-HT 再摄取。相比于氟西汀、舍曲林、氯丙咪嗪等药物，它具有较强的选择性，对组胺、肾上腺能受体或胆碱能的亲和力较低；相比于三环类抗抑郁剂，其在抗胆碱能、心血管等方面的不良反应较轻，不会造成患者精神运动性障碍或者认知功能的减退。用其进行短期治疗或者长期治疗都不会导致患者血液、生物化学和泌尿系统参数的改变。

帕罗西汀口服可以被人体的肠道系统完全吸收，然后随着血液被送到人体各组织中。其中包括中枢神经系统。其半衰期一般为 20 小时。每天口服 20 毫克，10 天左右即可初见疗效。药物中 95% 的成分可以很好地融入血浆蛋白，剩余没有被吸收的药物成分主要通过肝脏无活性代谢生成尿苷酸化合物，经肝脏排出。此外，由于老年患者的稳态血浓度高，在使用该药品时，建议降低用量，否则会引起高血压等心血管疾病。

帕罗西汀虽然是一种研发时间不长的新型抗抑郁药物，但是因其良好的治疗效果被广泛应用于各种类型的抑郁症治疗中；虽然其疗效和常用的抗抑郁药如多虑平、马普替林、氟西汀、米安色林、阿米替林、氯丙咪嗪、丙咪嗪相似，但是相比于这些药物，它具有起效快、耐受性好等特点，而且对于那些患有严重抑郁症以及使用其他抗抑郁药没有效果的患者，它仍有很好的治疗效果。

一般而言，儿童或者孕妇尽量不要使用帕罗西汀，而患有严重的肝、肾或者心脏方面疾病的抑郁症患者，应该遵循医嘱降低该药的使用量。

患者在使用帕罗西汀治疗抑郁症期间，每天的服用量为20毫克。在早上服用该药效果更好。患者在服用该药2~3周以后要根据病情适当地增加每天的剂量。增加的剂量可以根据自身情况或者医生的检查结果而定，但是普通患者一天的剂量不应超过50毫克。年龄比较大的患者每天的服用量不应超过40毫克。当病情稳定以后，切不可骤停药物，而应该逐渐地减少药物的使用量，直至最终停药。

因为帕罗西汀相比于其他常用的抗抑郁药，如丙咪嗪、多虑平等，它有起效快、耐受性好、不良反应少等特点，所以它深受心理医生的好评和患者的青睐。从临床效果来看，其治疗效果和氯丙咪嗪相似，但是对于肠道系统、抗胆碱能以及中枢神经系统所产生的副作用远远低于氯丙咪嗪，适用于老年人；相比于多虑平，它可以有效地改善患者的抑郁情绪，且较少会引起患者出现镇静或者精神错乱的现象；对于重度抑郁症的治疗，相比于马普替林，它具有相似的疗效，但具有较低的认知功能损害；相比于氟西汀，它对患者出现的情绪焦虑等并发症有很好的缓解或消除作用，也不会引起患者呼吸系统方面的不良反应。

虽然帕罗西汀在治疗抑郁症方面具有见效快、副作用小等特点，但抑郁症患者也不能盲目服用该药。患者在服用帕罗西汀时，应该注意以下几点。

1. 禁止同其他单胺氧化酶抑制剂或者选择性 5-HT 再摄取抑制剂一起服用，如果一起服用会出现以下不良反应：帕罗西汀和西咪替丁一起服用，会导致患者的稳态血浓度增加，因此在合用时，应减少帕罗西汀的用量，这样才能起到很好的治疗效果；帕罗西汀和地高辛一起服用，会减缓患者吸收帕罗西汀的速度；帕罗西汀和肝酶诱导剂或抑制剂一起服用，会影响帕罗西汀的药物动力学性质和代谢功能；在服用帕罗西汀期间切忌饮酒，因为帕罗西汀会增加酒精对人的智力和运动能力的损害；帕罗西汀与苯妥英钠一起服用，会降低帕罗西汀的血药浓度，增加患者不良反应的发生。

2. 自杀是抑郁症或者其他精神疾病都会存在的一种已知风险，这就是说不管患者是否服用抗抑郁药物，都有自杀的可能，因为这些疾病本身就是诱发患者自杀的根本因素，而且在患病期间这种危险会持续存在，直到抑郁症状彻底消除。一直以来，不管使用哪种抗抑郁的药物，在早期使用该药的时候都会诱导一些患者的病情出现恶化或者出现自杀倾向，帕罗西汀也不例外。所以，在使用药物初期，医生应该对患者进行有效、适当的监测，随时观察患者是否出现病情恶化、行为异常和自杀倾向。

3. 帕罗西汀其实是一种感情阻断剂，18～24 周岁的患者在服用此药后会增加其自杀的风险。尽管如此，但患者不能自行停药，盲目地停药会导致患者脑内的血清素不足，致使患者产生严重的停药反应。具体的停药反应有以下几种：头晕、感觉障碍（包括感觉异常、电休克感觉和耳鸣）、过度兴奋或焦虑、恶心、震颤、意识模糊、易出汗、头痛、腹泻、睡眠障碍（包括多梦、易醒、难以入眠等）等。停药反应一般出现在患者停药后的前几天，具有明显的自限性。年龄比较小的患者在突然停药后可能会出现情绪不稳定（如会产生自杀的想法、自杀的行为、情绪起伏大、容易伤感流泪）、腹痛、头晕、恶心和神经质等现象。

4. 在使用帕罗西汀进行治疗前，要对双相情感障碍（躁狂型抑郁症）患者进行仔细的筛选。双相情感障碍的最初表现可能就是重度抑郁发作。英国著名心理学家史蒂夫·彼得斯通过长时间地研究发现：一般而言，在患者患有双相情感障碍的情况下，使用药物治疗，可能会使患者的躁狂症加重。到目前为止，世界医学学会还没有批准帕罗西汀用于治疗双相情感障碍。

5. 帕罗西汀不能和单胺氧化酶抑制剂一起使用，即使出现必须要将两种药品换着使用的情况，也要等到患者停用帕罗西汀两周以后才能使用单胺氧化酶抑制剂，否则会出现严重的不良反应。

6. 孕妇禁止使用帕罗西汀。正在服用抗凝血药物的患者也要慎用该药。

7. 帕罗西汀与匹莫齐特不能同时使用。两种药在一起使用时，帕罗西汀促进人体对匹莫齐特的吸收，增加其在血浆中的浓度。而匹莫齐特在血浆中的浓度升高会导致患者 QT 间期延长和严重心律失常的发生。如果患者有心脏病史，应在医生的指导下用药。

在服用帕罗西汀期间，患者可能出现以下不良反应：易困、心动过速、视物模糊、高血压、关节痛、耳鸣、口干、呕吐、便秘、恶心、腹泻、皮肤瘙痒、出汗、嗜睡、情绪不稳定、头痛、眩晕、震颤、食欲缺乏、体重增加、过度兴奋、多梦、胆固醇水平升高等症状。